N'AVALEZ PAS TOUT CE QU'ON VOUS DIT
SUPERALIMENTS, DÉTOX, CALORIES
ET AUTRES PIÈGES ALIMENTAIRES

BERNARD LAVALLÉE

**LE NUTRITIONNISTE
URBAIN**

N'avalez pas
tout ce
qu'on vous dit

Superaliments,
détox, calories et autres
pièges alimentaires

LES ÉDITIONS **LA PRESSE**

Catalogage avant publication de Bibliothèque et Archives nationales du Québec et Bibliothèque et Archives Canada

Lavallée, Bernard, 1988-, auteur

N'avalez pas tout ce qu'on vous dit : superaliments, détox, calories et autres pièges alimentaires / Bernard Lavallée.
ISBN 978-2-89705-664-3

1. Nutrition. 2. Alimentation. 3. Habitudes alimentaires. I. Titre.

RA784.L38 2018   613.2   C2018-940026-9

Président : Jean-François Bouchard
Directeur de l'édition : Pierre Cayouette
Directrice de la commercialisation : Sandrine Donkers
Responsable, gestion de la production : Emmanuelle Martino
Communications : Marie Thore

Éditeur délégué : Éric Fourlanty
Conception graphique et illustrations : Simon L'Archevêque
Photo de l'auteur : Katya Konioukhova
Révision linguistique : Louise Verreault
Correction d'épreuves : S.O.S. Coquilles !

L'éditeur bénéficie du soutien de la Société de développement des entreprises culturelles du Québec (SODEC) pour son programme d'édition et pour ses activités de promotion.

L'éditeur remercie le gouvernement du Québec de l'aide financière accordée à l'édition de cet ouvrage par l'entremise du Programme de crédit d'impôt pour l'édition de livres, administré par la SODEC.

Nous reconnaissons l'aide financière du gouvernement du Canada par l'entremise du Fonds du livre du Canada (FLC).

LES ÉDITIONS **LA PRESSE**
750, boulevard Saint-Laurent
Montréal (Québec)
H2Y 2Z4

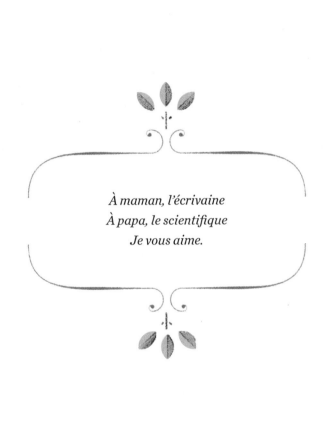

À maman, l'écrivaine
À papa, le scientifique
Je vous aime.

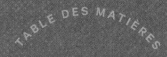

TABLE DES MATIÈRES

Comment la nutrition est entrée dans ma vie

Malgré mon nom on ne peut plus québécois et ma peau blanche comme neige, je suis issu d'une famille multiculturelle, mi-égyptienne, mi-québécoise, tissée serré. Chez nous, la nourriture est au cœur des traditions familiales. Un anniversaire, un mariage, des funérailles, un congé férié ou un banal dimanche ensoleillé sont autant d'occasions de nous réunir autour d'un repas préparé par ma téta*.

Avant d'étudier la nutrition, je ne m'étais jamais réellement attardé à l'impact des aliments sur le poids ou la santé. Je ne m'étais même jamais vraiment posé de questions à ce sujet, et c'est probablement mieux ainsi. D'aussi loin que je me souvienne, manger a toujours été associé au plaisir. Point.

En fait, c'est à 19 ans, au cégep, que j'ai eu mon premier contact avec la nutrition. Mon cerveau scientifique a été stimulé d'apprendre que de nombreux chercheurs passent leur temps à tenter d'élucider ce qu'un humain devrait manger pour être en santé.

Armé de ce mince début de sensibilisation, j'ai commencé à analyser les étiquettes des aliments, tout en *gossant* mes amis sur la quantité de gras trans que nous mangions et en énumérant leurs méfaits sur nos artères.

Après m'être fait encourager par mes amis qui réalisaient que j'avais une passion naissante, je suis entré en nutrition à l'Université de Montréal. Mais encore à ce moment-là, j'avais l'impression d'être l'étudiant le moins intéressé par les aliments. C'était principalement la science qui m'y avait attiré. Comme un enfant à qui l'on offre du brocoli pour la première fois, j'ai développé mon intérêt pour la nutrition et les aliments à force d'y être exposé dans mes cours.

*Grand-mère.

Avec le recul, je réalise que j'ai vécu mon parcours universitaire de façon assez naïve. J'étais l'élève modèle qui étudiait ce qu'on lui disait d'étudier, qui lisait ce qu'on lui disait de lire, qui apprenait le cycle de Krebs par cœur et qui savait réciter la liste de tous les acides aminés essentiels sur le bout de ses doigts. Mais je ne me posais pas de questions. Je croyais, à l'époque, que ce que j'apprenais à l'université était l'ensemble des connaissances sur la nutrition et l'alimentation et que mes professeurs détenaient la vérité absolue.

Je ne mettais rien en doute de ce que l'on nous enseignait. On avait d'ailleurs bien pris soin de nous rappeler à maintes reprises que les nutritionnistes sont LES spécialistes de l'alimentation et de la nutrition et qu'ils sont LA source la plus crédible dans ce domaine. Un lourd fardeau à porter à 22 ans ! Au contraire, même à la fin de mon baccalauréat, je ne me sentais pas du tout comme LE professionnel de l'alimentation. J'avais l'impression qu'il me manquait « quelque chose », sans vraiment être capable de mettre le doigt dessus.

J'ai beaucoup de respect pour les gens qui m'ont enseigné et plusieurs d'entre eux sont devenus mes collègues quand j'ai commencé à travailler à l'Université de Montréal. Cependant, nos nombreuses conversations autour de repas m'ont rapidement confirmé qu'ils avaient les mêmes questionnements que moi sur la science de la nutrition et la façon dont on doit la communiquer. Et c'est parfait ainsi.

Pour cette raison, en 2011, j'ai commencé ma maîtrise, pensant y trouver ce qu'il me manquait. Mais ce n'est pas sur les bancs d'école que le déclic s'est effectué, c'est sur le divan, chez mes parents, où j'ai passé un été à lire. J'ai alors réalisé que mes études n'avaient qu'effleuré la complexité du domaine de l'alimentation. Les écrits de Michael Pollan, Peter Singer, Joan Dye Gussow, Élise Desaulniers, Laure Waridel et Marion Nestle m'ont rapidement fait comprendre que plusieurs personnes, nutritionnistes ou non, pouvaient tenir des propos très intelligents concernant l'alimentation et la nutrition. Ces personnes ont d'ailleurs teinté de façon assez importante ma vision de l'alimentation.

Je ne corresponds pas à l'image que les gens se font généralement d'un nutritionniste. Pas parce que je suis un homme – bien qu'il s'agisse clairement d'un point distinctif comparativement au reste des membres de ma profession –, mais plutôt parce que je ne travaille pas en milieu hospitalier et que je ne fais pas de consultation individuelle. Je suis un communicateur.

Pendant ma maîtrise, j'ai commencé à travailler pour Extenso, le Centre de référence en nutrition de l'Université de Montréal. La mission de l'organisme est de fournir de l'information scientifique vulgarisée au public. C'est là que j'ai compris que la plupart des gens sont perdus. Qu'ils ne savent plus qui croire ni quoi manger. Mais qui devrait-on écouter ? Le Guide alimentaire canadien qui recommande de manger des produits laitiers chaque jour ? Votre amie qui a lu un article sur les dangers du soya ? Votre vedette préférée qui a enfin trouvé comment perdre du poids ? Que ce soit les scientifiques, les médias, l'industrie, le gouvernement, les personnalités publiques, les chefs ou votre tante, beaucoup de gens offrent quotidiennement des conseils alimentaires.

C'est ainsi qu'en 2014 est né *Le nutritionniste urbain*, d'abord le nom de mon blogue, puis le pseudonyme sous lequel les gens me connaissent aujourd'hui. Il ne se passe pas une semaine sans que j'aie à intervenir sur cette plateforme, à la télévision, à la radio ou dans un journal sur un sujet d'actualité en nutrition ou en alimentation. À bien y penser, je trouve absolument fascinant que « bien manger » soit devenu une tâche si complexe que nous avons maintenant besoin de nutritionnistes, de gens qui ont étudié plusieurs années à l'université dans ce domaine précis pour nous indiquer quoi faire, même quand on est en parfaite santé. Il s'agit pourtant d'une fonction « de base » de notre organisme, comme respirer et dormir.

Évidemment, au fil du temps, j'ai peaufiné des méthodes pour analyser ces nouvelles rapidement et pour distinguer le vrai du faux, l'intéressant de l'inutile, les faits de la *bullshit*. Après tout, même si les modes, tendances et découvertes évoluent et changent, elles présentent généralement beaucoup plus de points communs que de différences.

Ce livre, à mi-chemin entre le guide pratique et l'essai, est un peu ma quête personnelle dirigée par des questionnements qui sont apparus tout au long de mon parcours de nutritionniste. Il est le reflet de ma relation avec la communication des sciences de la nutrition et de l'alimentation. Pourquoi sommes-nous bombardés par autant d'informations ? Pourquoi la nutrition semble-t-elle constamment se contredire ? Qu'est-ce que « bien manger » veut vraiment dire ? Qui sont ces groupes ou personnes qui tentent d'influencer notre alimentation ? Qu'ont-ils à gagner ? Comment peut-on savoir qui croire ? Comment séparer le vrai de la *bullshit* nutritionnelle ?

Évidemment, comme ce livre a été conçu pour le grand public, les conseils présentés ne peuvent être considérés comme étant personnalisés. Certaines personnes ont des besoins particuliers et elles devraient suivre les conseils de leur médecin ou de leur nutritionniste. Avec cet ouvrage, j'espère vous familiariser avec la science de la nutrition, aiguiser votre esprit critique, réveiller le sceptique qui sommeille en vous et vous protéger contre les tonnes de messages nutritionnels auxquels nous sommes exposés au quotidien.

Est-ce que je détiens « la vérité » en matière d'alimentation ? Non. Et je vous le dis à l'avance, personne ne la possède réellement. Mais mon but est de vous aider à vous en approcher le plus possible.

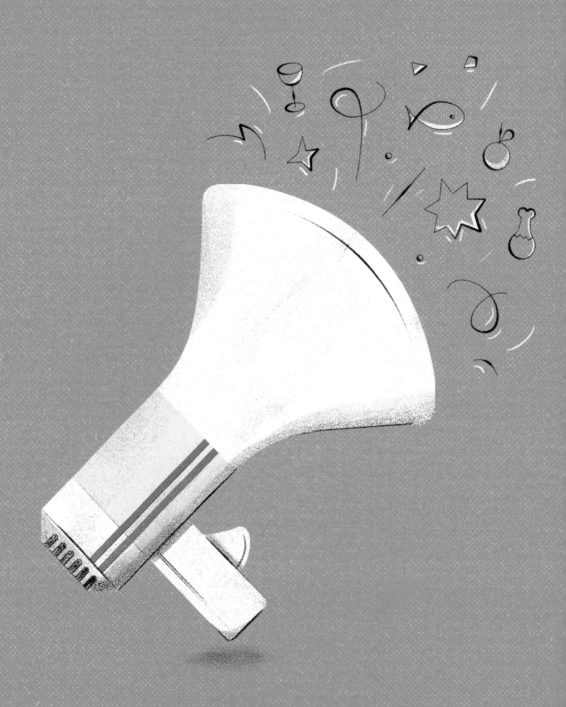

CHAPITRE 1

La *bullshit* nutritionnelle

Nous sommes à l'ère des préoccupations alimentaires. Je ne suis pas le seul à le dire. En 2016, la compagnie de publicité Havas Worldwide est arrivée à cette conclusion après avoir demandé à près de 12 000 personnes, vivant dans 37 pays industrialisés, quelles étaient leurs habitudes alimentaires[1].

Alors que les générations précédentes se souciaient surtout de savoir si elles allaient être capables de manger suffisamment, nos préoccupations alimentaires, elles, ont complètement changé en quelques décennies. On se pose des milliers de questions sur le contenu de nos assiettes, on veut bien manger (même si l'on a chacun notre idée de ce que ça signifie), on entretient des craintes concernant les aliments produits de façon industrielle et on s'interroge beaucoup sur l'impact de nos choix alimentaires.

Bref, on est perdus.

Et, d'une certaine façon, c'est normal. La science de la nutrition a fait des pas de géant au 20e siècle. Les liens entre les aliments et la santé sont multiples. Nous découvrons constamment de nouvelles molécules, de nouveaux gènes, de nouvelles bactéries qui vivent en nous ou de nouvelles propriétés aux aliments. Ces découvertes ont été – et sont toujours – utilisées à outrance par de nombreux acteurs, dont l'industrie agroalimentaire qui brouille les messages avec des signes de dollars.

En industrialisant le système agroalimentaire et en intégrant les concepts de la nutrition à la façon dont nous nous alimentons, nous sommes loin des aliments que nos parents ou nos grands-parents mangeaient. C'est comme si nous avions jeté par-dessus bord la bouée de sauvetage qui s'était avérée efficace pour les générations précédentes, sans penser à un plan B.

Attention, je ne suis pas en train de dire que tout était rose dans le passé. On avait accès à une moins grande diversité alimentaire, à moins de nourriture, et les carences nutritionnelles étaient beaucoup plus fréquentes. Il ne faut pas oublier que l'espérance de vie au Canada a augmenté significativement depuis le début du 20e siècle. Un homme né entre 1920 et 1922 vivait en moyenne 20,5 années de moins qu'un homme né aujourd'hui. Les femmes en ont gagné 23. Nous vivons donc maintenant en moyenne 79,3 années (hommes) ou 83,6 années (femmes)[2]. Et à trois repas par jour, c'est plus de 85 000 fois où nous aurons à nous demander quoi manger. Si la réduction de la mortalité infantile a eu un impact certain, les habitudes de vie, dont l'alimentation, ont aussi joué un rôle important.

Cela étant dit, nous vivons dans un environnement alimentaire que les générations précédentes n'ont pas connu. Et la transition vers cette nouvelle façon de s'alimenter a eu des conséquences sur notre santé.

Parallèlement à l'augmentation de la durée de vie, un autre phénomène s'est accentué, celui des maladies chroniques pour lesquelles les habitudes de vie, dont l'alimentation, ont un rôle important à jouer.

Tout le monde connaît au moins une personne qui souffre d'une de ces maladies ou qui en est morte. Qu'on le veuille ou non, il s'agit d'une forme de sensibilisation. Même si l'on a toujours tendance à croire que cela n'arrive qu'aux autres, on cherche à mettre toutes les chances de son côté pour être épargnés. Nous sommes de petits *control freaks* de notre santé.

Dans ce contexte, il me semble que cette obsession collective pour l'alimentation et la nutrition a plus de sens. Et notre environnement, physique et virtuel, s'assure que nous avons accès à un flot incessant d'informations afin d'étancher – tâche impossible – notre soif de savoir.

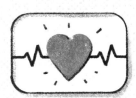

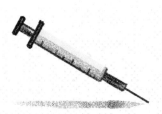

En 2007, 1,3 million de Canadiens ont déclaré avoir eu un diagnostic de maladie du cœur et, entre 2007 et 2009, 6 millions ont reçu un diagnostic d'hypertension artérielle[4].

On estime que 45 % des Canadiens et 41 % des Canadiennes seront atteints d'un cancer[3].

En 2008-2009, 2,4 millions de Canadiens ont reçu un diagnostic de diabète – jusqu'à 95 % d'entre eux souffrent du diabète de type 2, soit celui affecté par le mode de vie. Le gouvernement canadien estimait qu'en 2018-2019 ce chiffre atteindrait 3,8 millions[5].

Au Canada, ces maladies chroniques sont celles qui tuent le plus de gens. En 2012, parmi les principales causes de décès, on retrouvait le cancer (30 %), les maladies cardiovasculaires (20 %), les accidents vasculaires cérébraux (AVC)(5 %) et le diabète (3 %)[7].

En 2015, on estimait que 61 % des Canadiens étaient obèses ou souffraient d'embonpoint[6].

Donc, près de trois décès sur cinq sont attribuables à une maladie où la façon de s'alimenter a un impact démontré par la science.

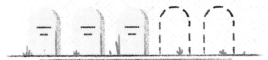

L'orthorexie

Dans une société obsédée par la saine alimentation, il n'est pas étonnant que certaines personnes établissent une relation trouble avec les aliments.

C'est en 1997 que Steven Bratman, un médecin américain, a écrit sur l'ortho-rexie pour la première fois[8]. Il est l'inventeur de ce terme dérivé du grec *ortho* qui signifie « correct » et *orexi* qui veut dire « appétit ». Bratman a ainsi nommé cette condition « orthorexie », pour rappeler l'anorexie. Toutefois, contrairement aux gens qui souffrent d'anorexie, ceux qui sont atteints d'orthorexie restreignent les aliments qu'ils consomment en se basant sur leur qualité et non sur la quantité. Le but n'est pas de modifier l'apparence corporelle ou de perdre du poids, mais de manger de façon parfaite pour être en parfaite santé. Il n'y a évidemment rien de mal à vouloir prendre sa santé en main et à se tourner vers des ali-ments nutritifs. Par contre, quand cette sphère de notre vie prend trop de place, cela peut être un signe que quelque chose ne va pas. Par exemple, une personne atteinte d'orthorexie peut croire que certains aliments sont si dommageables pour la santé qu'en manger ne serait-ce qu'une fois peut être carrément dangereux.

L'orthorexie est un concept encore nouveau et n'a pas été très étudiée par les scientifiques. Elle n'est pas consi-dérée comme un trouble alimentaire à part entière dans la cinquième édition du Manuel diagnostique et statistique des troubles mentaux de l'Association américaine de psychiatrie (DSM-5)[9]. Pour cette raison, il est encore difficile de déterminer quel pourcentage de la population en est atteint.

Malgré tout, Steven Bratman a conçu le test suivant, qui permet de vous mettre la puce à l'oreille.

L'autotest Bratman sur l'orthorexie[10]

(1) Je passe une si grande partie de ma vie à penser, à choisir et à préparer des aliments sains que cela interfère avec d'autres sphères de ma vie comme l'amour, la créativité, la famille, l'amitié, le travail et l'école.

(2) Quand je mange n'importe quel aliment que je considère comme malsain, je me sens anxieux/anxieuse, coupable, impur(e), sale ; même être près de ces aliments me dérange et je juge ceux qui en mangent.

(3) Mon sentiment personnel de paix, de bonheur, de joie, de sécurité et mon estime de moi sont excessivement dépendants de la pureté et de la perfection de mes choix alimentaires.

(4) Parfois, je voudrais assouplir les règles que je me suis imposées à propos des « bons aliments » pour une occasion spéciale, comme un mariage ou un repas en famille ou entre amis, mais je n'y arrive pas. (Bien sûr, s'il est dangereux pour votre santé de faire une exception à votre régime alimentaire, ce point ne s'applique pas à vous.)

(5) Au fil du temps, j'ai régulièrement éliminé des aliments et j'ai allongé ma liste de règles alimentaires dans le but de maintenir ou d'améliorer les bénéfices pour ma santé ; parfois, je peux prendre une théorie alimentaire qui existe et y inclure mes croyances.

(6) Suivre ma théorie à propos de la saine alimentation m'a fait perdre plus de poids que ce que la plupart des gens considéreraient comme bon pour moi ou a causé d'autres signes de malnutrition comme la perte de cheveux, l'arrêt de mes menstruations ou des problèmes de peau.

Si vous avez répondu « oui » à l'un des six points de ce questionnaire, il s'agit peut-être d'un signe que vous êtes en train de devenir orthorexique, et je vous encourage fortement à consulter un professionnel de la santé, comme un psychologue ou un nutritionniste, afin de vous aider à diminuer cette pression que vous vous imposez. J'espère que ce livre vous aidera à y voir plus clair et à alléger un peu l'anxiété liée aux aliments que certains peuvent éprouver. J'ai l'impression que lorsque l'on comprend que ce que l'on entend généralement à ce sujet tient plutôt des fabulations que de la réalité, cela aide à faire la part des choses.

CACOPHONIE NUTRITIONNELLE

Comme plusieurs d'entre vous, j'ai la mauvaise habitude de saisir mon téléphone dès que je me réveille. Machinalement, je commence ma tournée des médias sociaux – Instagram, Facebook, Reddit – pour voir ce qui s'est passé pendant que je dormais. Mes fils d'actualité sont généralement constitués d'un bon mélange de nouvelles internationales, de photos – généralement les bébés de mes amis, les voyages de mes amis ou les mets que mes amis ont mangés dans un restaurant – et, surtout, d'articles sur la nutrition.

À en croire les gros titres qui défilent sous mon pouce, chaque jour, les chercheurs en nutrition font des découvertes absolument révolutionnaires qui changent TOUT ce que l'on croyait savoir. Avec le temps, j'ai acquis le réflexe de simplement continuer à *scroller* et d'oublier ces titres accrocheurs. Mon expérience m'a appris que je n'avais pas besoin de leur accorder trop de temps. Malgré tout, ces titres sensationnalistes suscitent des milliers de partages et de clics. C'est donc que tous ne sont pas arrivés à la même conclusion que moi.

Que ce soit sur Facebook, Instagram ou Twitter, chaque fil d'actualité est spécifiquement créé à partir des champs d'intérêts de l'utilisateur. Vous me direz donc que c'est un peu ma faute si je suis exposé à autant d'information nutritionnelle. Facebook ne fait que partager les publications qu'il considère comme intéressantes pour moi. (*Thanks Mark!*)

Oui, mais si vous tenez ce livre entre vos mains, c'est que vous avez probablement, vous aussi, un intérêt particulier pour l'alimentation et la nutrition. Vous devez donc être exposés autant que moi à cette *bullshit* nutritionnelle. Et ne croyez pas qu'il suffise de bien gérer son fil d'actualité pour être épargné.

L'information en nutrition est partout. C'est notre obsession collective. De tous bords tous côtés, nous sommes bombardés de messages – souvent contradictoires – qui nous suggèrent de faire ceci, nous interdisent de faire cela, nous

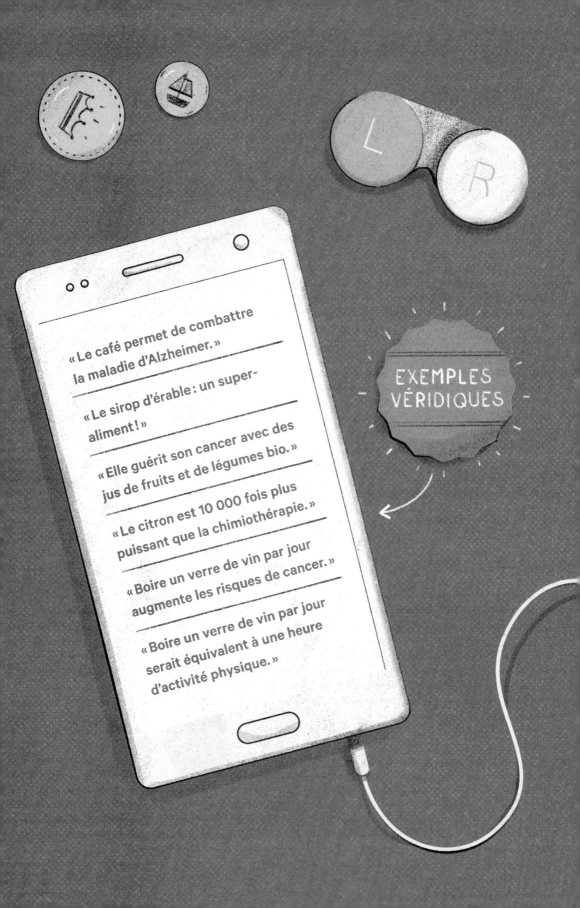

conseillent d'éliminer tel aliment ou d'en intégrer un autre à tout prix. Il devient difficile pour le commun des mortels de savoir ce qu'il faut réellement manger. Le sociologue français Claude Fischler appelle ce phénomène « cacophonie nutritionnelle[11] ».

Allumez la télévision – si vous en avez encore une – et zappez jusqu'à ce que vous tombiez sur une émission qui parle de cuisine ou d'alimentation. Je suis prêt à parier que cela ne vous prendra pas trop de temps, même sans compter les publicités alimentaires. Les émissions de télévision qui présentent les chefs comme des superstars ne se comptent plus. Les livres de recettes sont encore et toujours de grands vendeurs. Au Québec, ils représentaient 36 % des ventes de livres pratiques en 2015[12]. Et ma génération n'est pas en reste avec les nombreux influenceurs qui parlent d'alimentation sur les médias sociaux.

Dans les médias dits « traditionnels » comme la télé, la radio, les magazines ou les journaux, il est devenu pratique courante d'engager des nutritionnistes comme chroniqueurs. Au point où nous sommes maintenant plusieurs à en faire notre métier ! Sans avoir fait d'études sérieuses sur le sujet, il me semble tout de même beaucoup plus rare de tomber sur un physiothérapeute ou une pharmacienne qui vulgarisent leurs domaines respectifs, comparativement à ceux qui parlent de nutrition.

En nutrition comme ailleurs, les médias traditionnels perdent en popularité en tant que sources d'informations[13]. En fait, environ un Canadien sur deux utilise maintenant Internet, les médias sociaux ou les blogues pour s'informer[14]. Cela explique en partie pourquoi mon fil d'actualité Facebook est devenu, avec le temps, un nid grouillant de pièges à clics, de fausses nouvelles, de faits exagérés, bref, de grosse *bullshit* nutritionnelle.

Même s'ils ont une part importante à jouer dans la diffusion d'informations, il serait faux de croire que les médias sont les seuls à vous tenir au courant de ce que vous devriez manger ou pas.

Chaque fois que vous entrez dans un supermarché, vous êtes alertés – et influencés – par des informations nutritionnelles. Les emballages des produits ultra-transformés rivalisent d'allégations qui vous promettent des bénéfices – souvent exagérés – pour votre santé. Est-ce que la barre de céréales riche en protéines est meilleure que celle qui ne l'est pas ? Et qu'en est-il de la compote de pommes enrichie de calcium ? Ou des craquelins sans gluten ? Et ce jus ? Comblera-t-il mes besoins en vitamine C ?

Puis, en examinant le produit, vous tombez sur le tableau de la valeur nutritive où les grammes et les pourcentages de différents nutriments se côtoient. Est-ce que 10 % de glucides, c'est trop ? Vaut-il mieux acheter le produit contenant le moins de calories ? L'industrie agroalimentaire sait que la santé fait vendre, et les compagnies font tout en leur pouvoir pour que leurs produits paraissent plus intéressants, nutritionnellement parlant, que ceux de leurs compétiteurs.

Même dans le cas où déambuler dans les allées d'une épicerie ne fait pas partie de vos passe-temps – mais alors pourquoi lisez-vous ce livre ? –, la science de la nutrition influence ce qui se trouve dans votre environnement alimentaire. Les fameux guides alimentaires que la plupart des pays ont mis en place afin d'orienter les programmes de santé publique et l'offre alimentaire ont un impact sur votre vie, que vous en ayez un exemplaire aimanté sur votre réfrigérateur ou pas.

Bref, qu'on le veuille ou non, la cacophonie nutritionnelle est bien réelle. Les scientifiques, les vedettes du bien-être, les médias, l'industrie agroalimentaire et le gouvernement : tout le monde veut influencer nos habitudes alimentaires, tirer son épingle du jeu et être celui qui crie le plus fort.

LA *BULLSHIT* NUTRITIONNELLE

Le terme *bullshit* est synonyme de mensonge, de tromperie. La *bullshit* est un propos sans valeur, à la limite du ridicule ou de la bêtise. Elle est sans intérêt. Accompagnée de l'adjectif « nutritionnelle », elle désigne une information en nutrition qui est mensongère, en partie vraie, mal interprétée, exagérée, sans fondement ou n'ayant simplement aucune répercussion dans la vie quotidienne de la personne qui la subit.

La cacophonie nutritionnelle se nourrit de *bullshit* et la combattre est mon pain quotidien. Et ça, c'est à cause de vous. Oui, vous, qui lisez ce livre. OK, c'est aussi un peu ma faute. En fait, nous sommes collectivement obsédés par la nutrition et la saine alimentation. Dans les dernières décennies, l'intérêt pour ce domaine de la science, de la part autant des chercheurs que du public, a réussi à créer une obsession sans précédent pour le contenu de nos assiettes[15].

Les nutritionnistes disent souvent que chaque personne qui mange trois fois par jour pense être un spécialiste de l'alimentation. Comme pour nous donner raison, plus de 80 % des Canadiens se disent bien informés sur la nutrition[16] ! Je serais curieux de savoir combien de gens répondraient ainsi si l'on remplaçait « nutrition » par « physique » ou « chimie » ou par d'autres domaines de la santé comme « physiothérapie » ou « orthodontie ».

On se croit donc bien informés en matière de nutrition, mais on s'approvisionne probablement davantage en *bullshit* nutritionnelle qu'en informations validées par la science, puisque les sources les plus utilisées ne sont pas les plus crédibles[17, 18]. Lorsque l'on sait que les programmes de perte de poids et les médias sociaux sont plus consultés que les nutritionnistes comme sources d'information, on peut se questionner sur la qualité de l'information nutritionnelle à laquelle les Canadiens sont exposés[19]. Si nous sommes dans l'ère où les gens sont le plus informés sur le sujet, nous sommes aussi dans celle où ils sont le plus perdus.

Et c'est normal. Ce flot incessant d'informations est difficile à digérer et à comprendre. Même pour moi, qui passe le plus clair de mon temps à consulter ce qu'il s'écrit sur le sujet, il est impossible de venir à bout de toutes les tendances, modes et autres mensonges véhiculés au quotidien. Et comme ces informations sont souvent contradictoires, comment peut-on s'attendre à ce que le public sache distinguer le vrai du faux ?

Pour vous donner une idée, j'ai décidé de rassembler les tendances et les conseils nutritionnels qui étaient les plus communs au moment d'écrire ces lignes. À en croire ce que l'on dit, bien manger est très simple. Il suffit de manger paléo, végé, bio, méditerranéen et local. Il faut éviter le sucre, le gras, le sel, le gluten et le lactose. Il faut absolument intégrer des antioxydants, des oméga-3, des probiotiques, de l'huile de coco, du curcuma, du kale et des baies de goji à notre alimentation. Le lait est soit indispensable, soit un poison, et c'est la même chose pour le soya. Finalement, il ne faut pas oublier de jeûner et de se détoxifier régulièrement.

Ce ne serait pas si grave si nous étions insensibles à ces messages. Mais nous ne le sommes pas. Ils influencent totalement notre comportement alimentaire, pour le meilleur et souvent pour le pire. Cette cacophonie nutritionnelle amène ainsi son lot de risques réels. Elle nous rend méfiants, anxieux et craintifs par rapport à la santé et aux aliments. Elle nous amène souvent sur de fausses pistes, simplement parce qu'un message semble plus prometteur qu'un autre. Entre un produit miraculeux, un régime santé vanté par une vedette ou les conseils « plates » d'un nutritionniste qui recommande de manger plus de fruits et de légumes, plusieurs seront tentés de prendre la voie qui leur paraît la plus facile.

Au mieux, ces conseils, qui ne sont pas basés sur la science et ne procurent généralement pas les bénéfices promis, n'auront pour seul effet que de vider votre portefeuille. Au pire, ils peuvent provoquer des carences nutritionnelles, vous faire ingurgiter des doses toxiques de vitamines ou de minéraux ou retarder le moment où vous consulterez un professionnel de la santé pour régler votre problème. Plusieurs de ces solutions magiques peuvent également vous amener à établir une relation malsaine avec les aliments ainsi qu'avec votre corps, en jetant le blâme sur vous plutôt que sur le produit, lors de l'inévitable échec[20]. L'industrie des diètes, des suppléments et des détox et la mode des jus verts ou du sans gluten en sont de bons exemples.

En réalisant que cette cacophonie nutritionnelle a un impact négatif sur la population, j'ai voulu trouver des outils pour aider le public à débusquer cette *bullshit* nutritionnelle. Et, surtout, passer le message que bien manger peut être vraiment simple. Mais comme de nouvelles tendances, de nouveaux centres d'intérêts, de nouvelles découvertes surgissent chaque jour, il est impossible de croire qu'un livre sur la nutrition puisse répondre à toutes les questions précises. C'est pour cette raison que j'ai décidé d'écrire ce guide afin de vous permettre de naviguer sans vous faire avoir dans cette mer d'information et de désinformation sur la nutrition. Selon moi, la meilleure arme contre la *bullshit* nutritionnelle est la connaissance de la nutrition.

Pour ce faire, je vous présenterai les différentes voies qu'elle utilise pour se faufiler jusqu'à vous, que ce soit à travers les scientifiques, les charlatans, les médias, l'industrie agroalimentaire ou le gouvernement. Je présenterai des exemples concrets des différents visages qu'elle a empruntés par le passé et qu'elle continue d'adopter au quotidien, puis je vous proposerai des outils concrets afin de vous défendre contre les inventions et les mensonges nutritionnels.

Bien sûr, avant toute chose, il est important de connaître un peu mieux cette science que l'on appelle « nutrition ».

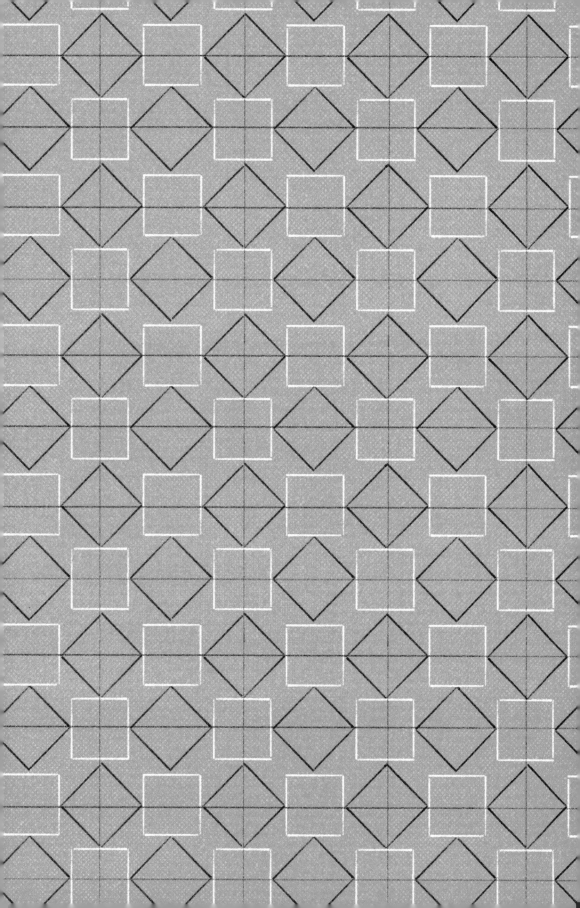

CHAPITRE 2

Petit lexique de base

J'estime être dans l'obligation de vous donner ici quelques définitions. Le but de mon livre étant de vous rendre plus aptes à comprendre la nutrition, ces définitions constituent, à mon avis, la base qui vous permettra de vous défendre contre les discours discordants auxquels nous sommes confrontés. J'ai rapidement réalisé qu'il existe de nombreux termes, utilisés quotidiennement, que les gens ne comprennent pas ou ne connaissent pas. Je propose donc de commencer à fourbir votre arsenal en vous familiarisant avec certains d'entre eux. Pas besoin de les apprendre par cœur, il n'y aura pas d'examen à la fin, c'est promis. Mais vous pourrez au moins vous y référer s'il y a des mots ou des concepts qui vous semblent plus obscurs tout au long du livre.

Pour ceux qui désirent aller plus loin, le livre *La nutrition*, de Marc Bélanger, Marie-Josée Leblanc et Mireille Dubost, est un ouvrage fiable sur lequel je me suis basé pour les informations utilisées dans ce chapitre[1].

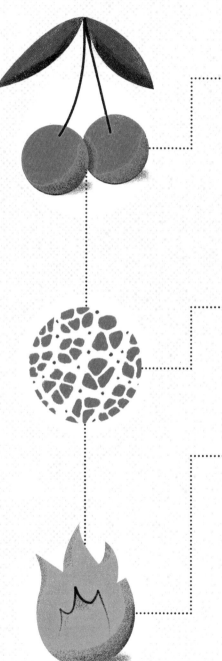

LES ALIMENTS, LES NUTRIMENTS ET LES CALORIES

Aliment : L'humain est omnivore. C'est-à-dire qu'il se nourrit de plantes, d'animaux et même de minéraux (comme le sel, en petite quantité évidemment !). Un aliment, c'est n'importe quelle substance comestible, liquide ou solide, qui sert à nourrir le corps. Traditionnellement, chaque peuple s'est adapté aux ressources locales et a survécu avec des diètes très différentes les unes des autres.

Nutriment : Composante des aliments pouvant, entre autres, fournir de l'énergie, participer à la fabrication du corps ou contribuer au métabolisme. Cela fait environ deux siècles que nous avons commencé à nous pencher sur ces constituants plus précis des aliments.

Calorie : Mesure de l'énergie contenue dans un aliment. Dans le langage courant, ce qu'on appelle une calorie est en réalité une kilocalorie (1000 calories). On utilise l'abréviation « kcal » pour la nommer. Dans ce livre, c'est également cette définition que j'utiliserai. De façon théorique, quand on parle d'une calorie, cela représente la quantité d'énergie nécessaire pour faire monter la température de 1 °C d'un gramme d'eau.

LES MACRONUTRIMENTS

Nutriments qui fournissent de l'énergie (donc des calories), soit les glucides, les lipides et les protéines. On a besoin de grandes quantités de ces nutriments pour vivre.

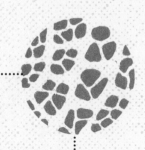

Glucide : Classe de macronutriments. Parmi les glucides, on retrouve les sucres, les fibres et l'amidon. L'unité de base des glucides se nomme « monosaccharide ». Les glucides fournissent généralement quatre calories par gramme.

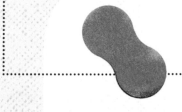

Lipide : Matière grasse. Il existe un grand nombre de lipides différents. Ceux-ci sont très riches en énergie et fournissent neuf calories par gramme.

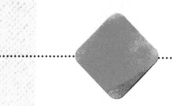

Protéine : Elle sert d'abord d'élément de base pour différentes fonctions dans notre organisme, mais peut aussi être utilisée comme source d'énergie. Les protéines fournissent quatre calories par gramme.

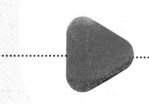

Alcool : Produit par la fermentation des glucides. Il n'est pas considéré comme un nutriment, car il n'est pas indispensable à la vie. Il fournit toutefois sept calories par gramme.

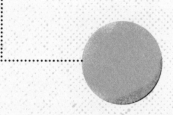

Sucre : Glucide simple composé de un ou de deux monosaccharides. Parmi les sucres, on retrouve notamment le glucose, le fructose, le saccharose et le lactose.

Amidon : Glucide complexe constitué de nombreux monosaccharides. C'est une réserve d'énergie pour les plantes.

Fibre : Glucide complexe constitué de nombreux monosaccharides. Contrairement à l'amidon, elle n'est pas digestible. Nous ne possédons pas les outils (enzymes) nécessaires pour la digérer. Ce sont les bactéries de notre tube digestif qui s'en chargent.

Acides gras : Unité de base des lipides. On retrouve, par exemple, les gras saturés, insaturés, polyinsaturés et trans. Ces appellations font référence à la structure chimique de l'acide gras, et chacun d'eux peut avoir un impact différent sur la santé.

Acides aminés : Unité de base des protéines. Certains acides aminés peuvent être fabriqués par notre corps, mais d'autres doivent absolument se retrouver dans l'alimentation. Ces derniers sont nommés « acides aminés essentiels ».

LES MICRONUTRIMENTS

Nous n'avons pas besoin de ces nutriments en grande quantité, mais ils sont tout de même essentiels à la santé même s'ils ne fournissent pas d'énergie. Il s'agit des minéraux et des vitamines.

Minéraux : Éléments simples utiles à la santé. Ils ne fournissent pas d'énergie. On reconnaît 15 minéraux qui ont un quelconque effet prouvé sur la santé humaine : calcium, magnésium, phosphore, chlore, potassium, sodium, fer, zinc, cuivre, sélénium, iode, manganèse, fluor, chrome et molybdène.

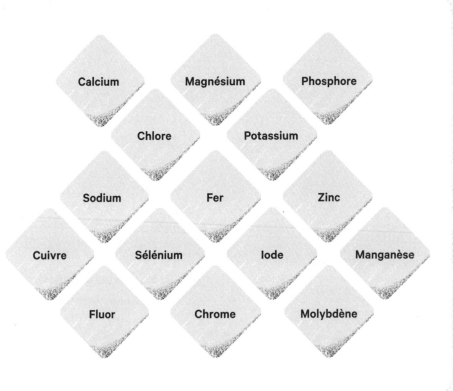

Calcium — Magnésium — Phosphore — Chlore — Potassium — Sodium — Fer — Zinc — Cuivre — Sélénium — Iode — Manganèse — Fluor — Chrome — Molybdène

Vitamine : Composé essentiel à la santé. Les vitamines sont indispensables à une panoplie de fonctions du corps. On connaît présentement 13 vitamines : B1, B2, B3, B5, B6, Biotine, B9, B12, C, A, D, E et K.

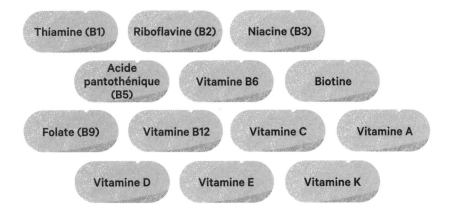

Thiamine (B1)   Riboflavine (B2)   Niacine (B3)

Acide pantothénique (B5)   Vitamine B6   Biotine

Folate (B9)   Vitamine B12   Vitamine C   Vitamine A

Vitamine D   Vitamine E   Vitamine K

AUTRES

Eau : Je ne vais évidemment pas vous expliquer ce qu'est l'eau... Mais celle-ci est considérée comme un nutriment parce qu'elle est essentielle à la vie.

Enzyme : Une enzyme est une protéine qui possède une fonction particulière. Les enzymes permettent d'accélérer des réactions métaboliques. Sans elles, ces réactions seraient tellement lentes qu'elles ne seraient pas efficaces ou elles ne se produiraient carrément pas.

LE TUBE DIGESTIF

Au secondaire, un professeur de biologie nous a dit que le corps humain est comme un beigne. Le trou, c'est le tube digestif. Ça peut paraître bizarre, mais j'aurais de la difficulté à trouver une meilleure image. La différence – la seule, oui, oui ! – entre un beigne et nous, c'est que le trou a pour fonction de faire entrer dans notre corps les nutriments qui proviennent de notre environnement pour nourrir nos cellules et participer aux fonctions de l'organisme. Voici donc un schéma qui montre le trajet que parcourent les aliments.

LES HABITANTS DU TUBE DIGESTIF

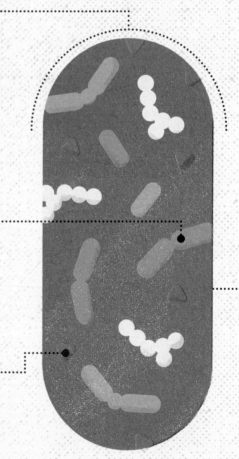

Microbiote intestinal : L'ensemble des bactéries, des virus et des levures qui ont élu domicile dans notre tube digestif. Ces communautés vivent en symbiose avec nous. Elles nous aident à digérer certains nutriments et produisent des molécules, entre autres des vitamines. Des milliers d'espèces de bactéries peuvent coloniser nos entrailles.

Probiotiques : Bactéries qui, lorsqu'elles sont ingérées en quantité suffisante, procurent des bienfaits précis sur la santé. Puisqu'il s'agit d'un terme réglementé, des études doivent démontrer leur efficacité.

Prébiotiques : Petits glucides qui ne sont pas digestibles par l'être humain. Ils servent de nourriture aux bactéries de nos intestins.

Bouche : Première étape du tube digestif. On y mastique les aliments pour en faire de petits morceaux.

Œsophage : Courroie de transmission des aliments, entre la bouche et l'estomac.

Foie : Il sécrète la bile, qui aide à la digestion des lipides.

Estomac : Ici, l'acide chlorhydrique est roi et il participe à la digestion des aliments, qui se font malaxer et dissoudre en plus petits morceaux.

Vésicule biliaire : Cet entrepôt de la bile la stocke en attendant que l'on en ait besoin.

Intestin grêle : La majorité de la digestion et de l'absorption s'y effectue. Tout le long, les nutriments entrent dans le corps, puis se rendent aux cellules pour les nourrir et assurer différentes fonctions.

Pancréas : Cet organe sécrète des enzymes qui sectionnent les nutriments et du bicarbonate pour contrebalancer l'acidité provenant de l'estomac. Il libère aussi l'insuline dans le sang, une hormone qui influence l'appétit et l'utilisation des sucres par les cellules.

Gros intestin (côlon) : On s'approche du dénouement ! Dans le côlon, les matières non digérées, comme les fibres, sont fermentées par les bactéries, et un peu de nutriments peuvent être ingérés de cette façon. Ici, l'eau restante est absorbée par le corps.

Rectum : C'est la fin du parcours, la dernière étape qui consiste à expulser les déchets et tout ce qui n'a pas été digéré. Je vous apprends quelque chose ?

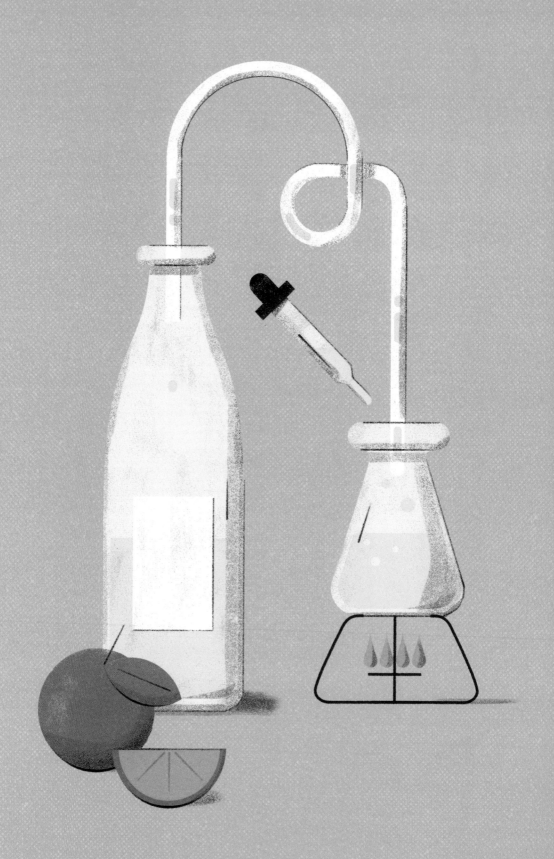

CHAPITRE 3

La nutrition : une science avant tout

Nutrition n.f. : « Science appliquée, au carrefour de plusieurs disciplines scientifiques (biologie, médecine, psychologie), qui permet de comprendre le fonctionnement du corps humain et de proposer des recommandations alimentaires ou médicales visant à maintenir celui-ci en bonne santé. » – Larousse

Je crois que si l'on veut réellement être en mesure de se défendre contre la *bullshit* nutritionnelle, on doit comprendre les bases de la science de la nutrition. Mon but n'est pas de vous transformer en scientifiques, mais je crois qu'un peu de connaissances sur la façon dont ceux-ci travaillent et arrivent à des conclusions à propos du monde qui nous entoure vous permettront de mieux distinguer le vrai du faux.

Après tout, la science fait partie de nos vies au quotidien. La majorité de ce qui nous entoure – médicaments, cellulaires, yogourt allégé, etc. – a été découvert et perfectionné grâce à la méthode scientifique.

Le but de la science est de comprendre et d'expliquer les phénomènes observables à l'aide de théories et de concepts, et ce, de façon objective[1]. Plus simplement, la science tente d'expliquer la réalité en utilisant les différents moyens et techniques à la disposition des scientifiques[2]. Comme n'importe quelle activité humaine, la science n'est pas sans faille et elle n'a pas réponse à tout. J'ai tout de même l'intime conviction que c'est l'un des outils les plus puissants mis à notre disposition afin de découvrir la vérité au sujet du monde – et des aliments – qui nous entoure.

La nutrition est une science qui a pour objectif de comprendre le lien entre les aliments et la santé. Elle repose sur des connaissances provenant de la biologie, la chimie, la médecine, la physiologie, l'anatomie et même la psychologie. Les nutritionnistes et les chercheurs affiliés à cette science tentent d'évaluer la composition des aliments, les rôles des différents nutriments et molécules qu'ils contiennent, comment ils sont digérés et absorbés, leurs impacts sur la santé et la maladie et même les raisons qui nous poussent à choisir un aliment plutôt qu'un autre[3].

LA NUTRITION : UNE SCIENCE TOUTE JEUNE

Avant même l'avènement de la science, de nombreuses personnes compreniaient qu'il existe un lien entre les aliments, la santé et la maladie. Plus de 400 années avant notre ère, Hippocrate, considéré comme le père de la médecine, incluait l'alimentation dans ses traitements médicaux. À cette époque, les Grecs considéraient que les aliments possédaient des attributs nutritionnels. De façon assez imagée, ils les classaient selon qu'ils étaient chauds ou froids, secs ou humides, et les associaient aux quatre éléments (feu, eau, terre, air[4]). Disons qu'il s'agissait d'une époque plus simple pour les apprentis nutritionnistes...

La plupart des anciennes civilisations connaissaient les plantes et savaient lesquelles étaient comestibles et lesquelles ne l'étaient pas. Elles savaient également reconnaître les plantes qui permettaient de guérir différents problèmes de santé. Par exemple, lors du second voyage de Jacques Cartier, en 1536, une bonne partie de l'équipage a souffert du scorbut. Les dents des marins se déchaussaient, leurs gencives saignaient et une grande partie d'entre eux finissaient par mourir. Des centaines d'années avant la découverte de la vitamine C, les Iroquois savaient déjà comment guérir le scorbut à l'aide d'une infusion de thuya, riche en vitamine C[5].

À quelques exceptions près, il faudra toutefois attendre la fin du 18e siècle avant que les premières bases de la nutrition actuelle commencent réellement à être établies. Évidemment, même si certains noms (d'hommes blancs) passent à l'histoire, plusieurs personnes se sont penchées sur les problèmes de l'alimentation et c'est en élaborant sur ce savoir que certains chercheurs ont réussi à faire des découvertes qui ont grandement influencé les connaissances d'aujourd'hui.

Vous trouverez, sur les pages suivantes, quelques découvertes importantes qui ont influencé la nutrition et ont fait de cette science ce qu'elle est maintenant.

Quelques découvertes en nutrition

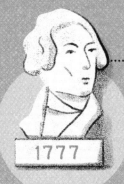

Antoine-Laurent Lavoisier (1743-1794)

est considéré comme le père de la nutrition. Ce chimiste réalise que nous dégageons du gaz carbonique en respirant. En 1783, il est le premier à mesurer la quantité de chaleur dégagée par le corps, en travaillant d'abord avec des cochons d'Inde[6-8].

Claude-Louis Berthollet (1748-1822)

remarque que le gaz qui résulte de la décomposition des animaux contient de l'ammoniac. Cette découverte est importante parce que l'on découvrira plus tard que cet ammoniac provient des protéines[9].

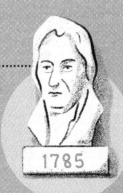

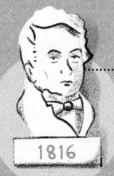

François Magendie (1783-1855)

démontre, en nourrissant des chiens avec des aliments ne contenant pas d'azote, que cet élément est essentiel à la vie. Selon lui, la diversité des aliments est importante[10].

Justus Von Liebig (1803-1873)

est considéré comme le père de la chimie organique. Il découvre comment calculer la teneur en protéines dans les aliments. Il considère que les glucides, les lipides et les protéines comblent tous les besoins nutritionnels de l'humain[11,12].

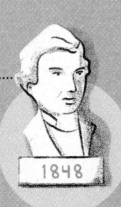

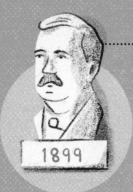

Wilbur Olin Atwater (1844-1907)

1899

est considéré comme le père de la science nutritionnelle aux États-Unis. Avant lui, la plupart des recherches se faisaient en Europe. Il découvre que les glucides, les protéines et les lipides fournissent respectivement 4 kcal/g, 4 kcal/g et 9 kcal/g. Ces « facteurs d'Atwater » sont encore utilisés aujourd'hui pour évaluer les calories dans les aliments[13-16].

Casimir Funk (1884-1967)

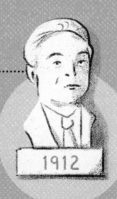

suggère que de nombreuses maladies telles que le béribéri, le scorbut et le rachitisme sont causées par des carences en certains composés. Il croit qu'il s'agit d'amines, qui sont vitales à la santé. Il crée ainsi le terme vitamines[17]. Dans les 30 années suivantes, environ, la plupart d'entre elles seront découvertes[18].

1912

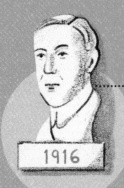

Elmer Verner McCollum (1879-1967)

identifie les facteurs A et B, des substances retrouvées dans les aliments et essentielles à la santé. Ces facteurs seront connus plus tard comme la vitamine A et les vitamines B1 et B2[19].

1916

En 1948, les laboratoires Merck & Glaxo réussissent à isoler la dernière vitamine, soit la vitamine B12[20, 21].

Ancel Keys (1904-2004)

amorce *The Seven Countries Study*. Il observe un lien entre les types de matières grasses (gras saturés/insaturés) et la santé du cœur. Ses recherches influenceront la nutrition dans les décennies qui suivront[22-24].

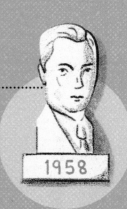

1958

LES MÉTHODOLOGIES DE LA RECHERCHE EN NUTRITION

La nutrition est donc une science et, comme n'importe quelle science, elle utilise la méthode scientifique pour tenter de décrire la réalité. À l'origine de n'importe quelle entreprise scientifique se trouve une question ou un problème. Les chercheurs doivent d'abord formuler une question claire.

(**PAR EXEMPLE**)

Est-ce que les antioxydants préviennent le cancer ?

Est-ce que la viande rouge augmente les risques de cancer ?

Est-ce que les oméga-3 préviennent les maladies cardiovasculaires ?

Est-ce que les Québécois mangent suffisamment de fruits et de légumes ?

Est-ce que les édulcorants artificiels font perdre du poids ?

Ensuite, les chercheurs doivent sélectionner une façon pour tenter de répondre à la question. Avec le temps, ils se sont dotés d'outils, de technologies et de méthodologies pour le faire. Il existe ainsi de nombreuses façons de s'y prendre pour étudier un même phénomène.

Les exemples de questions que j'ai choisis ont été simplifiés pour les besoins de l'exercice. En réalité, une question de recherche sera plus détaillée et plus pointue. Plusieurs angles devront donc être étudiés si l'on veut réellement comprendre le phénomène. Par exemple, si je veux découvrir l'impact de l'aspartame, un édulcorant artificiel, sur le poids, je pourrais le tester sur des humains ou des animaux, et ce, pendant un mois ou un an. Je pourrais donner des édulcorants artificiels aux participants ou simplement observer leur consommation habituelle. Je pourrais aussi essayer d'élucider les mécanismes qui expliquent l'impact sur le poids, avec des cellules en laboratoire. Bref, les possibilités sont abondantes.

L'autre aspect à considérer est que les scientifiques ne disposent pas d'autant d'argent, de temps, de ressources humaines et de participants qu'ils le voudraient. Ils doivent donc évaluer différents facteurs pour effectuer l'étude qui répondra le mieux à leur question, tout en respectant les limites qui leur sont imposées. L'étude parfaite n'existe pas, et chacune possède des forces et des faiblesses que tout bon scientifique connaît. En conséquence, ces derniers s'efforceront de limiter l'effet des faiblesses et de profiter des forces.

Une étude permet de répondre à une toute petite partie de la question globale. Elle est comme une seule pièce d'un casse-tête. Puis, au fur et à mesure que les scientifiques se penchent sur différents morceaux, ils espèrent pouvoir les assembler afin d'avoir une vision plus large de la réponse. Le fait de bénéficier d'une grande diversité de méthodes permet de présenter un même problème sous différents angles et donc d'en montrer un portrait plus complet. Si des scientifiques obtiennent des résultats qui arrivent tous aux mêmes conclusions, même après avoir utilisé des méthodes différentes, c'est qu'ils sont probablement sur la bonne piste. Au contraire, quand ceux-ci sont contradictoires selon les méthodes utilisées, cela donne une idée de la direction vers laquelle il faut continuer à chercher.

Je vous présente ici les méthodologies les plus fréquemment utilisées dans la recherche en nutrition. Mon but n'est pas de faire de vous des scientifiques, mais plutôt de vous faire réaliser qu'il vaut toujours mieux adopter une attitude très sceptique quand on nous dévoile de façon spectaculaire les résultats d'une étude.

LES GRANDES FAMILLES D'ÉTUDES : TOUCHE OU PAS TOUCHE !

Il existe deux grandes familles d'études utilisées en nutrition. La première est appelée « études d'observation ». Comme son nom l'indique, le chercheur qui décide d'opter pour une étude de ce type se contentera d'observer des comportements ou des facteurs de risque, sans modifier quoi que ce soit. Appelons ces études « Pas touche ! ».

La seconde famille regroupe les études expérimentales. Dans ce cas-ci, le chercheur ne se contentera pas d'observer les phénomènes. Il interagira lui-même d'une quelconque façon dans l'expérience pour modifier des paramètres. Appelons ces études « Touche ! ».

SIMON ET LES CHENILLES

Simon, un futur nutritionniste, se questionne sur l'alimentation de deux chenilles qu'il a trouvées dans le jardin. Il veut savoir quelles sont leurs plantes préférées. Il pourrait utiliser des méthodes tirées des deux grandes

familles d'études pour répondre à sa question. Par exemple, il pourrait simplement regarder les chenilles pendant la journée et noter les plantes qu'elles mangent. Sinon, il pourrait les mettre dans des pots et tester différents types de feuilles pour voir lesquelles elles mangent plus rapidement.

Même si cet exemple est très simplifié, gardez en tête que, dans les études d'observation (Pas touche !), les chercheurs ne font qu'observer, alors qu'ils modifient des paramètres dans les études expérimentales (Touche !).

Étude d'observation

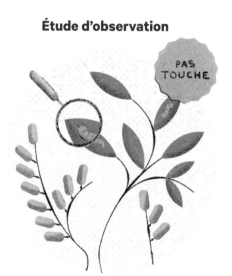

Étude expérimentale

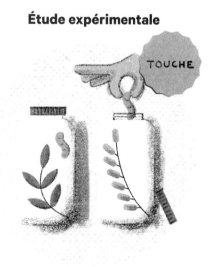

LES ÉTUDES D'OBSERVATION

En nutrition, les études d'observation suivent généralement un canevas assez similaire[25-29]. On note les habitudes alimentaires d'un groupe de gens. On peut parfois se pencher sur certains aliments ou nutriments particuliers. Puis, on essaie de voir s'il existe des liens entre certaines habitudes alimentaires et des maladies, des facteurs de risque ou des bénéfices sur la santé. Dans cette famille d'études, il y a trois méthodologies fréquemment utilisées.

1 L'étude transversale

Une étude transversale, c'est comme prendre une photo du phénomène qu'on veut observer. Par exemple, si je veux connaître les habitudes alimentaires des Québécois, je peux demander à 1000 personnes ce qu'elles ont mangé dans les dernières 24 heures. Les réponses obtenues représentent alors un moment précis. Je pourrais même aller plus loin et les questionner sur la santé de leur cœur. Il me serait alors possible de voir s'il y a un lien entre ce que les gens mangent et leur santé cardiovasculaire.

Comme elle est de courte durée, l'étude transversale ne coûte pas trop cher et permet de mesurer plusieurs facteurs différents. Par contre, comme il s'agit d'une « photo » unique des habitudes des participants, les résultats pourraient être différents si on leur posait les mêmes questions à un autre moment.

Les études d'observation

L'étude transversale

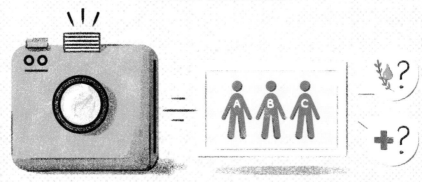

L'étude longitudinale

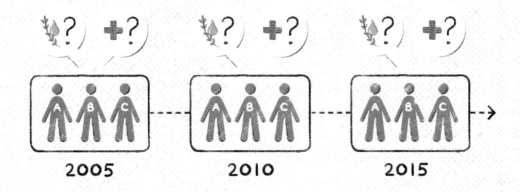

2005   2010   2015

L'étude cas-contrôle

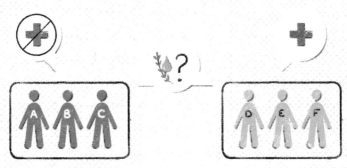

(2) L'étude longitudinale

Dans le cas de l'étude longitudinale, plutôt que de prendre une « photo » d'un moment, les chercheurs vont suivre les participants pendant une période de temps prédéfinie. Ce groupe de personnes est appelé « cohorte ». Par exemple, je pourrais décider d'évaluer si l'huile d'olive a un effet sur les risques de cancer. Au départ, j'aurai une cohorte de personnes en santé et j'évaluerai leur consommation d'huile d'olive. Puis, une fois par année, pendant 5, 10 ou 20 années, je les contacterai pour les questionner sur leur consommation d'huile d'olive et pour savoir s'ils ont reçu un diagnostic de cancer. À la fin de l'étude, je pourrai voir si les personnes qui ont consommé le plus d'huile d'olive pendant ces 20 années ont été mieux protégées, ou pas, du cancer que celles qui en prenaient le moins. Plus la durée sur laquelle l'étude est faite est longue, plus on peut avoir confiance dans les résultats.

Comme elle est de longue durée, l'étude longitudinale coûte cher et les risques que des participants abandonnent (ou décèdent) en cours de route sont réels. En revanche, les résultats offrent un portrait plus complet que l'étude transversale.

(3) L'étude cas-contrôle

Contrairement à l'étude longitudinale, l'étude cas-contrôle s'effectue avec un groupe de personnes qui ont la maladie à l'étude (cas) et un groupe de personnes en santé (contrôle). Si l'on reprend l'exemple précédent, je pourrais donc choisir des personnes qui se ressemblent en tout point (sexe, âge, origine ethnique, tabagisme, etc.), mais la moitié d'entre elles serait en santé alors que l'autre aurait un diagnostic de cancer. Ensuite, je leur demanderais quelle était leur consommation d'huile d'olive dans les dernières années.

L'avantage de l'étude cas-contrôle, c'est qu'elle coûte moins cher et qu'elle dure moins longtemps, puisque l'on prend des données du passé plutôt que d'attendre. Par contre, il peut être difficile de se rappeler comment on s'alimentait dans le passé, surtout si l'on remonte loin. (Personnellement, je ne me souviens plus de ce que j'ai mangé hier !)

Une question de participants

Deux questions à se poser lorsque l'on entend parler des résultats d'une étude d'observation, c'est de savoir combien il y avait de participants et qui ils étaient.

Par exemple, si le but de l'étude est de déterminer les habitudes alimentaires des Québécois, il est évidemment impossible de sonder tous les Québécois pour arriver à une réponse. Les chercheurs doivent donc choisir un échantillon de personnes qui vont représenter la population à l'étude. Si l'échantillon était constitué uniquement de jeunes femmes de 18 à 25 ans, et que les chercheurs observaient que leurs participantes mangeaient une salade par jour, on ne pourrait pas conclure que les Québécois mangent une salade par jour.

C'est la même chose si l'échantillon est trop petit. Si je veux représenter fidèlement les Québécois, je ne peux pas me fier à une étude qui aurait évalué les habitudes alimentaires de seulement 12 personnes.

UNE OBSERVATION NE PROUVE RIEN

Il s'agit ici d'une erreur extrêmement fréquente lorsque les gens rapportent les résultats d'une étude d'observation en nutrition. Le simple fait d'observer une association ne permet pas de confirmer qu'il y a un lien de cause à effet entre le comportement (facteur A) et la santé (facteur B)[30, 31]. Prenons l'exemple fictif de chercheurs qui ont observé dans leur étude que les personnes qui boivent le plus de vin sont plus à risque de souffrir du cancer de la bouche. Ce serait une erreur de conclure que boire du vin (A) cause le cancer de la bouche (B), avec ces seuls résultats comme preuve. C'est peut-être le cas, mais d'autres scénarios sont également possibles.

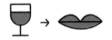

A cause B
Boire du vin (A) cause le cancer de la bouche (B).

....

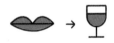

B entraîne A
Les gens qui ont le cancer de la bouche (B) boivent plus de vin (A).

....

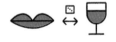

A et B sont associés par hasard
Dans l'échantillon sélectionné par les chercheurs, les gens qui buvaient le plus de vin (A) étaient plus à risque de souffrir du cancer de la bouche (B).

....

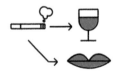

A et B dépendent de C
Les gens qui fument (C) ont tendance à boire plus de vin rouge (A), et fumer augmente les risques de contracter un cancer de la bouche (B).

Pour essayer d'éviter la quatrième situation, les chercheurs tentent de contrôler le plus de ces autres facteurs qui peuvent avoir un impact sur leurs observations. Par exemple, ils vont prendre en compte l'âge, le sexe, le tabagisme et l'activité physique avant de tirer des conclusions. Il est vrai que cela donne plus confiance dans les résultats mais, en réalité, ils ne peuvent évidemment compenser que pour les facteurs qu'ils connaissent.

Les études d'observation sont absolument essentielles en nutrition. Elles permettent d'étudier plusieurs phénomènes en même temps, et il est souvent plus simple, avec ce type de méthodologie, d'avoir accès à un grand nombre de personnes. Les études d'observation sont très utiles quand on veut évaluer les habitudes alimentaires d'une population et tenter de faire des liens entre ces habitudes alimentaires et la santé ou la maladie. On peut ainsi générer de nouvelles pistes de recherches que les scientifiques pourront ensuite valider avec des études expérimentales.

Cela étant dit, il n'est pas possible de conclure à un lien de cause à effet avec ces seules études, et c'est une erreur que je remarque très fréquemment.

LES ÉTUDES EXPÉRIMENTALES

Pour tenter de trouver un lien de cause à effet et confirmer des hypothèses générées par d'autres études, les chercheurs peuvent se tourner vers l'autre grande famille, les études expérimentales[32]. Plutôt que de se contenter d'observer des phénomènes, les scientifiques contrôlent certains paramètres pour tenter de conclure à un effet ou non du facteur à l'étude. En nutrition, le type le plus fréquent d'étude expérimentale est l'essai clinique.

AVANT DE TESTER SUR LES HUMAINS...

Avant d'amorcer un essai clinique sur des humains, on a d'abord souvent besoin d'avoir effectué des études sur des cellules ou des animaux. Le terme *in vitro* – du latin « dans le verre » – réfère à des études qui sont effectuées en laboratoire, souvent sur des cellules ou des molécules. Dans celles-ci, les phénomènes se produisent dans une éprouvette ou un pétri, bref à l'extérieur d'un organisme vivant.

In vivo – du latin « dans l'être vivant » – réfère à des études effectuées à l'aide d'organismes vivants comme des bactéries, des animaux (rats, souris ou singes) ou, bien sûr, des humains. Dans celles-ci, les phénomènes se produisent dans un organisme vivant.

Une erreur très fréquente est de généraliser aux humains les résultats obtenus dans des études *in vitro* et *in vivo*. Mais ce n'est pas parce qu'un extrait de bleuet a réussi à tuer des cellules cancéreuses dans une éprouvette que l'on peut conclure que les bleuets guérissent le cancer chez l'humain ! Nous sommes beaucoup plus complexes que des cellules ! Et ce n'est pas parce qu'un aliment a un effet particulier sur un animal que ce sera exactement la même chose chez l'humain. Si les chercheurs avaient testé le chocolat sur les chiens (très toxique, voire mortel pour eux) avant de le donner aux êtres humains, on ne mangerait probablement pas de chocolat aujourd'hui ! Pour vous donner une idée, on estime qu'à peu près 90 % des médicaments testés en recherche qui sont efficaces chez les animaux ne

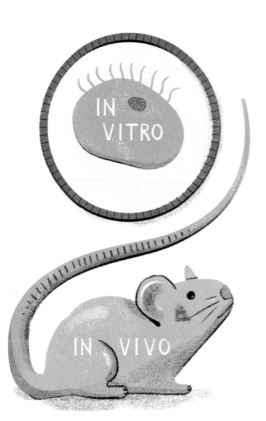

sont jamais commercialisés parce qu'ils ne sont pas efficaces quand ils sont testés sur des humains[33]. Donc, même quand une étude effectuée sur des animaux donne un résultat prometteur, il est beaucoup trop tôt pour crier victoire.

TESTER SUR L'ANIMAL QUI NOUS INTÉRESSE LE PLUS

Généralement, dans le cadre d'un essai clinique, les chercheurs séparent les participants en deux ou plusieurs groupes, puis ils vont modifier un facteur, celui à l'étude, pour voir l'effet que ce dernier peut avoir sur les participants. Comme un seul paramètre est modifié, si l'on constate que les groupes réagissent différemment, cela nous indique que c'est probablement ce facteur qui en est à l'origine.

Prenons l'exemple de scientifiques qui veulent étudier l'effet de la caféine sur la pression artérielle. Ils vont utiliser une méthodologie appelée « essai randomisé contrôlé à double insu ». L'appellation semble complexe, mais elle veut simplement dire que les participants sont séparés de façon aléatoire (randomisé), qu'un groupe reçoit un placebo (contrôlé), et que ni les chercheurs ni les participants ne savent qui a reçu quoi (double insu). Cet essai clinique est considéré comme l'un des plus fiables par la communauté scientifique parce que de nombreux éléments qui pourraient fausser les résultats ont été éliminés. On l'utilise beaucoup pour tester les médicaments.

La première étape est de séparer les participants en deux groupes. Cependant, on ne veut pas que quelqu'un décide qui sera assigné à quel groupe, car cela pourrait biaiser l'étude. Pour que les deux groupes soient le plus identiques possible, on les sépare de façon aléatoire.

L'effet placebo

Le simple fait de recevoir un traitement peut provoquer un effet chez les participants. Quand j'utilise le terme « traitement », il peut s'agir de n'importe quoi : un aliment, un médicament, un régime, des conseils médicaux, une claque dans le visage, etc. Cela a été démontré à maintes reprises. Par exemple, des gens prennent des pilules de sucre, en croyant prendre un médicament, et ils se sentent mieux. Lorsque, au contraire, les participants obtiennent des effets négatifs parce qu'ils croient que la pilule en produira, on appelle cela l'« effet nocebo[34] ». Pour cette raison, quand on teste des médicaments, il faut toujours avoir un groupe « placebo » afin de s'assurer que le « traitement » que l'on donne aux participants est au moins plus efficace que celui donné à ceux qui ont un faux traitement.

La seconde étape est de servir le café aux participants. Sans oublier de prendre en compte l'effet placebo. Dans le cas qui nous intéresse, le simple fait de boire du café pourrait avoir un impact sur les participants. On doit donc tester cet effet en offrant soit du café ordinaire, soit du décaféiné. Évidemment, les participants ne doivent pas savoir qui a reçu quoi, pour éviter que cela fausse les résultats. L'essai est maintenant randomisé contrôlé à simple insu.

Finalement, les chercheurs ne doivent pas non plus savoir qui reçoit quoi pour éviter d'être biaisés au moment de l'analyse. Un membre de l'équipe a donc un code pour le savoir, mais la personne qui sert les cafés et prend la pression des participants n'est pas au courant. L'essai est donc randomisé contrôlé à double insu.

Je vous entends déjà dire : « Pourquoi ne pas toujours utiliser cette méthodologie en nutrition, si elle est considérée comme l'une des plus crédibles ? » En fait, elle est souvent utilisée, mais comme vous devez le comprendre, ce n'est pas toujours possible. Non seulement c'est très dispendieux mais, en plus, cela peut rarement s'appliquer aux aliments. Il est difficile, par exemple, de cacher aux participants qui reçoit cinq fruits et légumes par jour et qui n'en reçoit pas. Ainsi, même si cette méthodologie est populaire, elle permet généralement de se pencher seulement sur des nutriments, et non sur des aliments entiers. Il s'agit probablement d'une de ses plus grandes limites.

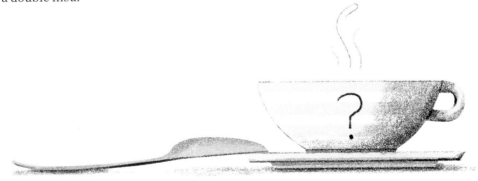

POUR ASSEMBLER LE CASSE-TÊTE

Je vous l'ai dit en début de chapitre : une seule étude n'est jamais suffisante pour changer tout ce que l'on pensait de la nutrition. Comme chaque question a plusieurs angles d'attaque possibles, comme il existe différentes méthodologies et comme toutes les études n'ont pas la même crédibilité pour extrapoler les résultats « à la vraie vie », chaque recherche ne produit qu'un petit morceau de casse-tête. Et c'est normal ! C'est ça, le processus scientifique.

On trouve des résultats d'un côté et de l'autre, mais le but est de pouvoir assembler tous ces morceaux et d'essayer d'en tirer un portrait global. Ce portrait pourrait changer si de nouvelles pièces étaient trouvées.

Pour assembler le casse-tête, les chercheurs se sont dotés d'outils appelés « revues systématiques » et « métaanalyses ». La revue systématique vise à répondre à une question en rassemblant toutes les études effectuées sur le sujet. Elle y décrit les conclusions de ces études et tente d'en obtenir un tableau complet. Par exemple, on pourrait assembler tous les essais randomisés contrôlés effectués sur la caféine et la pression artérielle et voir dans quelle direction ils pointent en majorité.

La méta-analyse va un peu plus loin. Elle rassemble non seulement les résultats de toutes les études effectuées sur le sujet, mais elle les analyse à nouveau ensemble afin de voir l'effet d'un point de vue statistique. Avoir un essai clinique avec 10 000 participants serait très coûteux et à peu près personne n'a les moyens de réaliser ce genre de projet. Mais rassembler les résultats de 100 études similaires pour y inclure les résultats de 10 000 participants est plus réaliste, tout en offrant la possibilité de tirer des conclusions sur l'image globale du casse-tête.

Quand plusieurs revues systématiques et méta-analyses pointent dans la même direction, on peut commencer à croire que l'hypothèse s'approche de la vérité. Personnellement, ce n'est pas avant ce moment que je songe à offrir des conseils au grand public. Et encore !

Se faire critiquer pour avancer

Effectuer une étude n'est pas suffisant. Il faut en partager les résultats si l'on veut que tout ce travail serve à quelque chose. Les chercheurs doivent donc publier des articles dans des journaux scientifiques. C'est là qu'entre en jeu un autre mécanisme qui permet d'augmenter notre confiance dans les résultats et qui fait partie intégrante du processus scientifique : la révision par les pairs. Cette pratique est employée depuis quelques siècles déjà et la plupart des journaux scientifiques l'utilisent[35]. En anglais, on l'appelle *peer review*, un terme que vous pouvez voir fréquemment si vous vous intéressez un tant soit peu à la science.

En gros, les chercheurs vont soumettre, à un journal scientifique, un article décrivant leur étude. La publication choisit les articles qui correspondent à la ligne éditoriale et qui semblent de qualité. Puis, au moins deux autres chercheurs spécialisés dans le domaine sont appelés à l'analyser et à le commenter. Cette façon de procéder permet d'éclaircir certains points et de déceler des erreurs ou des incohérences qui pourraient mettre en doute les résultats obtenus. C'est, à mon avis, une autre des beautés du processus scientifique parce que soumettre le travail à la critique extérieure ne peut que faire avancer les connaissances dans ce domaine.

En bref

Comme je l'expliquais en début de chapitre, même si la science est probablement l'un des meilleurs outils à notre disposition pour nous approcher de la vérité, elle n'a pas réponse à tout.

Ce qu'il faut retenir, c'est qu'il est normal de trouver des études qui penchent d'un côté et des études qui penchent de l'autre. Des milliers d'études en nutrition sont publiées chaque année mais, prises séparément, elles ne valent généralement pas grand-chose pour notre vie quotidienne. Elles représentent toutefois des petites pièces d'un grand casse-tête que les scientifiques assemblent. Et, comme consommateurs, c'est l'image globale qui devrait nous intéresser.

La *bullshit* nutritionnelle n'est pas exclusivement réservée aux fausses nouvelles. Cela inclut aussi les résultats qui ne devraient pas avoir de conséquences directes sur votre vie, même si l'on tente de vous convaincre du contraire. Comme première ligne de défense, gardez en tête les caractéristiques énoncées à la page suivante. Quand les résultats qui vous sont présentés proviennent d'une étude qui répond à au moins une de ces caractéristiques, cela ne veut pas dire qu'ils sont faux ou que l'étude a été mal effectuée. Par contre, vous devriez probablement attendre avant d'appliquer ses conclusions à votre alimentation.

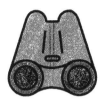

Il s'agit d'une
étude d'observation.

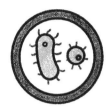

L'étude a été
effectuée sur des
cellules.

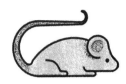

L'étude a été
effectuée sur des
animaux.

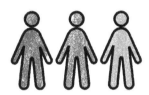

L'étude a été
effectuée sur un
petit échantillon
de participants.

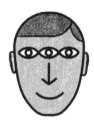

L'étude a été effectuée avec
un groupe de personnes
ayant des caractéristiques
particulières.*

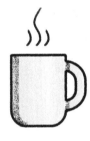

L'étude n'a pas
utilisé de placebo.

C'est la première étude
à trouver un
tel résultat.

L'étude n'a pas été
publiée dans un journal
scientifique.

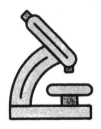

L'étude n'a pas été
révisée par les pairs.

*Par exemple, des hommes asiatiques de plus de 50 ans, mais vous êtes une femme blanche de 25 ans !

BULLSHIT NUTRITIONNELLE

Les antioxydants

QUE SONT LES ANTIOXYDANTS ?

....

Pour tester les nouveaux outils à votre disposition, je vous propose le cas des antioxydants. Vous trouverez 💡une icône chaque fois qu'une des caractéristiques dont je viens de vous parler apparaît.

....

Je suis persuadé que lorsque la plupart des gens entendent le mot « antioxydant », ils pensent « bon pour la santé ». Polyphénols, resvératrol, catéchines, lycopène, flavonoïdes, curcumine... Je suis toujours fasciné de voir comment des mots comme ceux-ci occupent une place au sein du vocabulaire courant, alors que le concept d'antioxydant n'est probablement pas si bien compris. L'engouement pour les antioxydants témoigne, pour moi, d'une méconnaissance totale des forces et des faiblesses des différentes méthodologies d'études que je vous ai présentées. Mais avant de s'attarder à la méthodologie, il faut comprendre ce que sont les antioxydants.

Dans un organisme, comme le vôtre et le mien, les processus métaboliques qui nous permettent de vivre engendrent différents produits, dont des radicaux libres. Le fait de s'exposer à de la pollution, aux rayons du soleil ou de fumer augmente la production des radicaux libres. Ces derniers sont des molécules un peu frustrées d'être instables. Tout ce que veulent ces chers radicaux libres, c'est de trouver ce qui leur manque, comme des électrons, pour devenir stables. Plutôt que d'utiliser *Tinder* ou *Grindr* pour trouver leur partenaire, ils relâchent leur frustration sur nos cellules et les endommagent. Les radicaux frustrés peuvent même s'attaquer à l'ADN et créer des mutations potentiellement néfastes. On associe ainsi la présence élevée de radicaux libres à différents problèmes de santé, comme les maladies cardiovasculaires et le cancer, et l'on croit qu'ils jouent un rôle dans le vieillissement. Mais, attention, ils sont aussi utiles. Ils contribuent notamment au système immunitaire.

Entrent alors en scène les antioxydants. Ceux-ci englobent plusieurs milliers de sortes de molécules qui peuvent nous protéger de l'effet des radicaux libres[36]. Plutôt que d'attaquer nos cellules, les radicaux libres vont s'acharner sur les antioxydants. Ces derniers se sacrifient donc pour nous. D'ailleurs, notre corps en produit de façon naturelle, pour balancer l'effet des radicaux libres. Par contre, on en retrouve aussi des tonnes dans à peu près tous les végétaux. Ils servent notamment de ligne de défense aux plantes. Certaines de ces molécules sont également à l'origine de la couleur des végétaux.

LE DÉBUT DES FAUX ESPOIRS

On observe depuis assez longtemps que ceux qui mangent beaucoup de fruits et de légumes ont généralement moins de risques de souffrir de différents problèmes de santé comme les maladies cardiovasculaires et le cancer. Évidemment, vous aurez compris que l'on parle ici d'études d'observation. Cela veut dire que nous sommes capables d'associer deux faits : « manger beaucoup de fruits et de légumes » et « moins de risques de cancer et de maladies cardiovasculaires », mais on ne peut pas prouver, avec ces études, que l'un cause l'autre. Comme de très nombreuses études, qui utilisent différentes méthodologies, concluent que manger des fruits et des légumes est bénéfique, il s'agit d'une affirmation en laquelle on peut avoir confiance. Par contre, en réalité, on ne sait pas vraiment pourquoi.

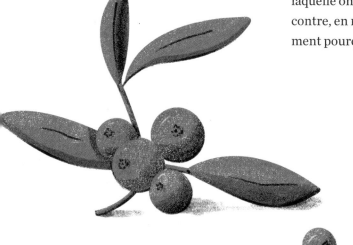

Lors de la découverte des antioxydants, la communauté scientifique a soudainement commencé à émettre l'hypothèse que ces bienfaits observés pouvaient être causés par cette grande famille de molécules, puisque les fruits et les légumes en contiennent beaucoup. Mais pour pouvoir le prouver, il fallait se tourner vers les études expérimentales.

In vitro, donc ☀ en laboratoire, les chercheurs utilisent des extraits d'aliments riches en antioxydants, comme des canneberges, ou des antioxydants spécifiques, comme le lycopène, et ils les mettent en contact avec différents types de cellules cancéreuses. Des résultats très intéressants ont été obtenus avec ce genre de méthodologie. Différents antioxydants possèdent réellement la capacité de nuire aux cellules cancéreuses lorsque celles-ci y sont exposées.

Pour cette raison, on s'est mis à tester les antioxydants *in vivo*, donc ☀ sur des animaux comme des rats et des souris, afin de voir si les résultats observés sur des cellules pouvaient s'appliquer à des organismes complexes. Encore une fois, nous avons assisté à une panoplie de résultats prometteurs chez des animaux qui semblaient bénéficier de la consommation des antioxydants, en les protégeant en partie contre les maladies cardiovasculaires ou des cancers. Il était donc temps de passer à l'autre étape qui nous intéresse généralement le plus : celle de tester les antioxydants sur l'humain.

Préparez-vous, c'est ici que la *bullshit* nutritionnelle embarque ! ☀ Une association, dans une étude d'observation, n'équivaut pas à un lien de cause à effet. Et ce n'est pas parce que des résultats semblent prometteurs sur des cellules ou sur des animaux que la même chose se produira sur des humains. Le cas des antioxydants est particulièrement frappant.

Beaucoup d'essais cliniques ont été effectuées chez l'humain pour voir si les antioxydants, une fois isolés, avaient un effet sur la santé, notamment en prévention des maladies du cœur ou du cancer. Dans les cas les plus intéressants, on offre ☀ un supplément contenant un ou plusieurs antioxydants à un groupe et 💡 un placebo à l'autre. Dans certains cas, les chercheurs ont obtenu des résultats intéressants, dans d'autres non. 💡 Mais une étude ne nous dit pas grand-chose. Ce que l'on veut, c'est l'image globale du casse-tête.

Il y a assez d'études sur ce sujet précis pour générer des 💡 méta-analyses, c'est-à-dire des études qui rassemblent les résultats de toutes les autres pour en tirer un portrait global. Résultat ? Dans la plupart des cas, la prise d'un supplément d'antioxydants ne semble avoir AUCUN effet sur la prévention des maladies du cœur ou du cancer[37-40]. Oui, vous m'avez bien lu, on n'est pas capables de prouver que la prise de suppléments d'antioxydants aide à prévenir le cancer ou les maladies du cœur. Pire encore, certaines études ont trouvé un effet contraire, alors que ceux qui prenaient des suppléments d'antioxydants, comme la vitamine E ou le bêta-carotène, augmentaient leurs risques de contracter un cancer.

PRENDRE DES RACCOURCIS… AU PROFIT DE QUI ?

Il y a probablement assez de petites lumières qui se sont allumées pour éclairer Montréal pendant une année. Malgré ces résultats, on se retrouve encore avec des gens qui se basent sur les résultats obtenus sur des cellules ou sur des animaux pour continuer à promouvoir les antioxydants comme étant des alliés essentiels à la santé. À l'appui, l'industrie des aliments fonctionnels et des produits de santé naturels qui a généré 11,3 milliards de dollars au Canada en 2011. Plus de 80 % des Canadiens ont pris des produits de santé naturels en 2012 et, parmi ceux-ci, une personne sur trois s'est tournée vers les antioxydants. Ça en fait, des petites pilules de *bullshit*[41] !

Il est simpliste de croire que ce que l'on avale se retrouve nécessairement dans notre organisme. Il y a toujours une quantité de nutriments qui n'est pas absorbée et qui « passe tout droit ».

Seule une minuscule fraction de certains antioxydants se retrouvera en contact avec les cellules visées. Il faudrait donc consommer d'énormes quantités de certains aliments ou prendre de gigantesques doses de suppléments pour arriver à une concentration aussi élevée que ce que les chercheurs testent directement sur les cellules cancéreuses. À ce niveau, il s'agit de doses pharmaceutiques, pas d'aliments.

Je me questionne beaucoup sur l'utilité de continuer à promouvoir les antioxydants. On sait que manger des fruits et des légumes est bon pour la santé, mais les antioxydants sont-ils réellement l'élément important de ces végétaux ? J'en doute. Pousser les gens à manger certains aliments riches en antioxydants et, encore plus, à prendre des suppléments dans le but de prévenir ou de guérir certaines maladies comme le cancer les envoie sur une fausse piste. Et cela ouvre une porte à l'industrie qui reprend ce concept et l'utilise pour vendre des aliments transformés pleins de sucre, de gras et de sel, mais riches en antioxydants...

Oui, manger des bleuets, cuisiner avec du curcuma et boire du thé vert, donc intégrer des aliments peu transformés et naturellement riches en antioxydants, est certainement bénéfique, mais force est de constater que rien n'indique, chez l'humain du moins, que c'est seulement parce qu'ils contiennent des antioxydants qu'ils nous procurent tous ces bienfaits. À mon avis, il est temps, jusqu'à ce que la science nous prouve le contraire, que nous arrêtions de les louanger à outrance.

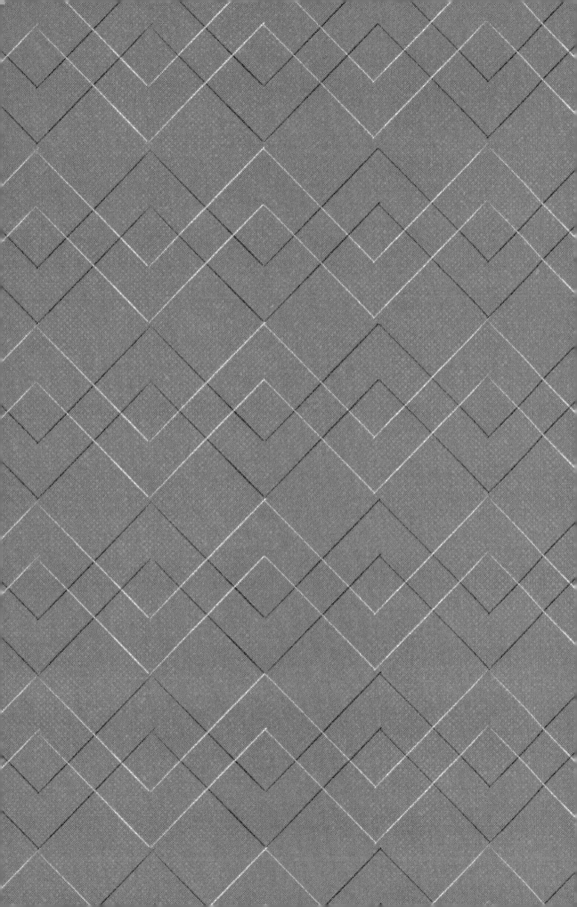

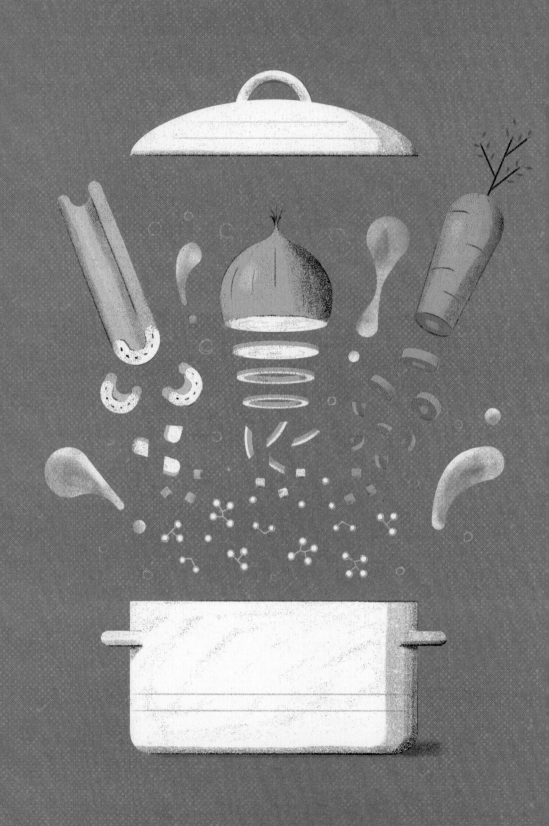

CHAPITRE 4

La nutrition dans la « vraie vie »

Dans le chapitre précédent, je vous ai présenté la science de la nutrition, un outil indispensable pour se rapprocher de la vérité et comprendre le lien entre les aliments, les nutriments, la santé et la maladie. De nombreuses maladies, comme le scorbut et le rachitisme, ont pratiquement disparu dans les pays industrialisés grâce aux connaissances générées. Encore aujourd'hui, la nutrition joue un rôle prépondérant dans le traitement de nombreuses maladies. Cela étant dit, cette science s'est infiltrée dans notre quotidien, mais pas nécessairement de la bonne façon.

Ainsi, puisque les essais cliniques randomisés contrôlés sont considérés comme les plus crédibles, on se retrouve avec beaucoup de résultats provenant de ces études, avec les faiblesses que cela implique, dont celle d'étudier en majorité des nutriments, pas des aliments. Ce qui se passe dans un laboratoire n'a rien à voir avec ce qui se passe dans notre monde. Dans la vraie vie, on ne mange pas des nutriments purs, comme des milligrammes de magnésium, mais des aliments, et nos repas en contiennent plusieurs. Et l'alimentation est un phénomène complexe qui ne peut être réduit à son aspect purement scientifique.

Pourtant, la nutrition est devenue l'un des principaux angles sous lesquels on parle des aliments. Au 21ᵉ siècle, on ne mange pas du jambon mais des nitrites. On ne boit pas du lait, on sirote du calcium et de la vitamine D. On ne mange pas des bleuets, mais des anthocyanes. On ne mange pas du saumon, on déguste des oméga-3. On ne boit pas du vin, mais du resvératrol.

Nous vivons sous la dictature du nutritionnisme.

LE NUTRITIONNISME

C'est Gyorgy Scrinis, professeur en politique alimentaire de l'Université de Melbourne, en Australie, qui a créé le terme « nutritionnisme[1] ». Le concept a toutefois été popularisé par le journaliste américain Michael Pollan dans *In Defense of Food*, publié en 2008. Le chercheur T. Colin Campbell utilise plutôt « réductionnisme nutritionnel », mais il s'agit de termes qui désignent un concept similaire[2].

Selon Scrinis, le nutritionnisme est une vision réductrice de l'alimentation qui s'intéresse en majorité aux nutriments que contiennent les aliments. En gros, le nutritionnisme suppose que l'on peut comprendre les aliments si l'on connaît les nutriments qu'ils contiennent. De la même manière, si l'on est capables de comprendre l'effet d'un de ces nutriments sur la santé, il est possible de généraliser son effet à l'aliment qui le contient. Le nutritionnisme consiste aussi à croire que si l'on connaît les proportions de nutriments d'une alimentation idéale, les aliments et leur degré de transformation sont inutiles. Bref, l'important est de manger les bonnes quantités de nutriments, peu importe d'où ils proviennent[3].

Quand j'ai commencé à écrire ce livre, je ne voulais pas qu'il soit autant tourné vers le nutritionnisme. C'est confrontant pour un nutritionniste, au début, de se dire que, finalement, ça ne vaut pas la peine de parler des nutriments. Mais pour être bien honnête, ce concept a été, pour moi, une révélation. Ce n'est pas pour rien que j'estime important de vous présenter ici ce courant de pensée. J'ai l'impression que la plupart des questionnements, critiques et bémols que j'entretiens à propos de la transmission de la nutrition découlent directement du nutritionnisme. Oui, étudier les nutriments est essentiel pour faire avancer la science de la nutrition. Par contre, c'est l'utilité de véhiculer ces messages dans la population que je remets en doute.

L'HISTOIRE DU NUTRITIONNISME

Le nutritionnisme est né en même temps que la science de la nutrition. Dès le moment où l'on a commencé à découvrir les nutriments, on a commencé à croire que l'on pourrait comprendre l'effet des aliments simplement en comprenant leurs constituants. M. Scrinis sépare son histoire en trois ères, celle du nutritionnisme quantifiant, celle du nutritionnisme bon-et-mauvais et celle du nutritionnisme fonctionnel.

 ### Le nutritionnisme quantifiant

Du milieu du 19e siècle au milieu du 20e siècle, c'est la période du nutritionnisme quantifiant. Elle correspond au moment où les chercheurs avaient pour mission de découvrir les nutriments dans les aliments, de les mesurer et d'évaluer les besoins du corps humain.

 ### Le nutritionnisme bon-et-mauvais

Le nutritionnisme bon-et-mauvais fait son apparition dans les années 1960. Les chercheurs commencent à dire que certains types de nutriments sont bons, et doivent donc être privilégiés, alors que d'autres sont mauvais et qu'ils doivent être évités. Le meilleur exemple est certainement celui d'Ancel Keys (non, pas le grand-père d'Alicia) qui a été une figure de proue de la guerre au gras dans laquelle le gouvernement américain s'est lancé tête première.

 ### Le nutritionnisme fonctionnel

Depuis le milieu des années 1990, nous vivons dans le nutritionnisme fonctionnel. Les nutriments sont présentés comme des alliés qui permettent d'optimiser et d'améliorer la santé. On n'a qu'à penser aux oméga-3 ou aux antioxydants qui permettent aux compagnies agroalimentaires de vendre des produits transformés avec un « bonus ». Aujourd'hui, on ne veut pas seulement être en santé, on veut une santé optimale, et on nous dit qu'on ne consomme pas suffisamment de nutriments pour l'atteindre.

LES GENS SONT DÉPENDANTS DES « SPÉCIALISTES DE LA NUTRITION »

Je vous le disais au début du livre : je trouve absolument fascinant que les gens en santé sentent le besoin de faire appel aux nutritionnistes pour « bien s'alimenter ». Je ne dis pas que c'est une mauvaise chose : après tout, notre environnement alimentaire a évolué et il est truffé de pièges qui peuvent être difficiles à déjouer pour les consommateurs. Cela étant dit, il s'agit d'une des conséquences directes du nutritionnisme. Si l'on accepte le principe de cette façon de voir, on accepte alors que, pour être en santé, on doit consommer les bonnes quantités de nutriments et de calories, soit des « choses » dans les aliments que l'on ne voit pas, que l'on ne goûte pas et que la plupart des gens ne peuvent pas mesurer.

Bien avant que la science de la nutrition existe, les gens apprenaient des recettes qui étaient passées de génération en génération. Les cultures alimentaires variaient énormément selon l'endroit où les populations vivaient. Les ressources naturelles locales et les saisons dictaient le menu quotidien. Un Inuit ne mangeait pas les mêmes aliments qu'un Méditerranéen. Ainsi, même si ces diètes étaient très différentes les unes des autres, ces cultures alimentaires représentaient un guide adapté au contexte, auquel des populations entières se sont fiées pendant des siècles pour se nourrir, sans aucune connaissance nutritionnelle. Évidemment, il n'est pas question de regarder le passé avec des lunettes roses. Les famines étaient plus fréquentes, la mortalité infantile était plus répandue et l'espérance de vie était moindre qu'aujourd'hui.

Or, dès le moment où l'on a commencé à parler de la science de la nutrition au grand public, on s'est mis à percevoir différemment des aliments qui faisaient partie de l'alimentation de nombreuses cultures depuis des siècles. Du jour au lendemain, ceux-ci ont été catalogués comme des aliments qu'il fallait absolument consommer, comme le quinoa, ou, au contraire, que l'on devait impérativement éviter, comme le beurre, toujours selon les découvertes du moment.

Le nutritionnisme au quotidien

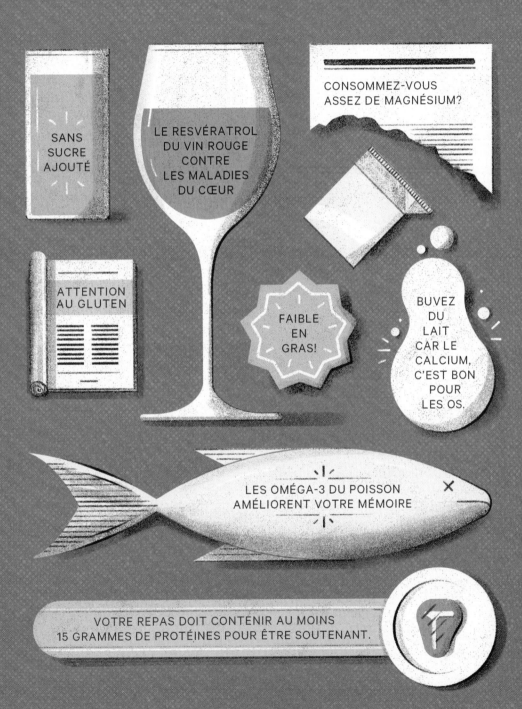

Ainsi, selon Gyorgy Scrinis, le nutritionnisme a eu pour conséquence de placer les gens en état de dépendance par rapport aux « spécialistes de l'alimentation », que ces derniers le soient réellement ou non. Le simple fait que vous lisiez ce livre en est un indicateur. Vous voulez savoir comment « bien manger » et vous vous dites qu'un nutritionniste aura la réponse à vos questions. Et comme la science évolue constamment, les consommateurs devront toujours se fier aux « autorités » en la matière pour apprendre comment bien s'alimenter. Évidemment, nous, les nutritionnistes, contribuons à ce phénomène, puisque nous avons tendance à parler des aliments sous la loupe du nutritionnisme. Après tout, c'est notre formation. Nous sommes formés pour penser de cette façon. Et plusieurs concepts utilisés pour tenter de vulgariser la nutrition flirtent avec le nutritionnisme. Par exemple : le terme « calories vides » pour parler des boissons gazeuses et des croustilles, « protéines végétales » pour décrire les légumineuses et les noix, ou « mauvais gras » pour parler de l'huile de palme. On parle en termes de nutriments.

Mais le problème est que cette vulnérabilité du public par rapport aux « spécialistes de l'alimentation » a ouvert la porte à une panoplie de personnes et d'entités, légitimes ou non, qui allaient informer les gens sur ce qu'ils doivent ou ne doivent pas manger. Sans surprise, le nutritionnisme a ainsi créé un terreau fertile dans lequel cultiver la *bullshit* nutritionnelle.

POURQUOI LE NUTRITIONNISME
NE FONCTIONNE PAS DANS LA « VRAIE VIE »

C'est bien beau tout ça, mais quel est le problème de parler des aliments en fonction des nutriments qu'ils contiennent ? Après tout, les générations précédentes n'avaient pas accès à ce nouveau savoir, nous, oui. Aussi bien l'utiliser pour apprendre à mieux s'alimenter, non ?

En fait, cette façon de parler des aliments ne serait pas problématique si elle fonctionnait. Mais les découvertes en laboratoire, à propos des nutriments et des aliments, qui sont si importantes pour faire avancer la recherche ont souvent peu d'impact dans la vie de tous les jours. La « vraie vie » est tellement plus complexe que les modèles utilisés en recherche que tenter de simplifier la réalité rend souvent les affirmations trompeuses.

Sans avoir la prétention de présenter toutes les failles du nutritionnisme, voici quelques raisons qui expliquent pourquoi celui-ci ne reflète pas la réalité. Mon but, ici, est de vous démontrer que décortiquer les aliments en nutriments, comme consommateurs, nous envoie souvent sur de fausses pistes. Au final, j'espère simplement vous faire réaliser que, au lieu de stresser à propos des calories et des nutriments, on devrait plutôt réapprendre à voir les aliments de façon plus globale.

(1) ON NE VIT PAS DANS UN LABORATOIRE

Comme je l'expliquais un peu plus tôt, on tente souvent d'isoler totalement l'effet des nutriments pour essayer de comprendre comment ils fonctionnent. On les étudie sur des cellules, des animaux ou des humains. On utilise souvent des versions purifiées, comme des suppléments contenant une seule molécule. On essaie de contrôler tous les facteurs possibles et, dans le meilleur des cas, on contrôle même ce que les gens mangent durant l'étude.

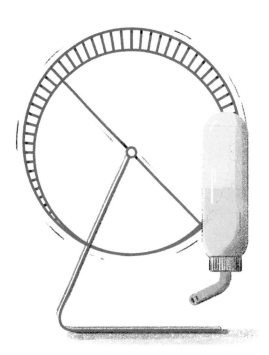

Le problème survient lorsque l'on obtient des résultats positifs, et que l'on conclut que cela fonctionnera également dans la « vraie vie ». Mais dans la vraie vie, une grande variété de gens mangent ce qu'ils veulent et ont leurs propres habitudes de vie, bénéfiques ou non. Et même si l'on est capables de se restreindre à un certain type de régime pendant une expérience, cela ne veut pas dire que l'on sera capables de le faire pour le restant de nos jours.

Par exemple, admettons qu'une étude (fictive) très crédible trouve que couper toutes les sources de glucides de son alimentation – fruits, légumes, légumineuses, grains céréaliers et tous les produits ultra-transformés contenant du sucre comme les biscuits, les gâteaux et les friandises – pour le restant de ses jours aide à vivre cinq années de plus en bonne santé. Combien de personnes voudraient ou seraient capables de manger de cette façon pour toujours ? Eh oui, la vraie vie dure beaucoup plus longtemps qu'une expérience en laboratoire dans un environnement contrôlé !

LES PROBLÈMES DE SANTÉ PUBLIQUE D'AUJOURD'HUI SONT MULTIFACTORIELS

Au 19ᵉ siècle, les chercheurs se sont beaucoup attardés à découvrir et à quantifier les nutriments, mais aussi à déterminer les besoins du corps humain. À cette époque, les problèmes de santé publique étaient bien différents de ceux d'aujourd'hui.

Ainsi, le processus scientifique « réducteur » a tout de même été efficace pour régler plusieurs de ces problèmes. Quand il est prouvé qu'une maladie découle d'une carence en un certain nutriment, c'est donc qu'elle est due à une cause unique[4].

Par exemple : le scorbut, causé par une carence en vitamine C. Le processus scientifique est assez simple : si une personne n'absorbe pas de vitamine C pendant longtemps, elle contracte le scorbut. Si on lui redonne de la vitamine C, même sous forme purifiée, elle guérit. Donc, il est clair que cette façon de procéder est bénéfique, qu'elle a énormément fait avancer les connaissances en nutrition et qu'elle a amélioré la santé des populations.

Comme on a réussi, par le passé, à trouver des réponses à nos questions grâce à ce genre de méthode, certains croient qu'il existe une solution facile et bien définie pour traiter ou prévenir les maladies liées à l'alimentation. Mais aujourd'hui, les problèmes auxquels s'attarde la nutrition sont ceux qui affligent le plus la population, soit les maladies chroniques comme le diabète, le cancer et les maladies cardiovasculaires. Tous ces problèmes de santé sont multifactoriels, et aucun d'eux n'a une cause unique. Utiliser la vision réductrice du nutritionnisme pour tenter de les régler ne fonctionne donc pas.

Oui, l'alimentation a un rôle à jouer dans la prévention de ces maladies. C'est un fait indéniable. Cependant, on ne peut pas dire à quelqu'un : « Si tu ne manges pas de sucre, tu n'auras pas le diabète » ou « Si tu mets trop de sel dans tes aliments, tu vas faire une crise cardiaque[5] ». (Ce serait trop simple !) Ce ne sont pas le sucre, le gras ou le sel qui causent ces problèmes, mais un ensemble des trois et de bien d'autres facteurs. Au mieux, on peut mettre « toutes les chances de son côté ». Mais en simplifiant trop, on donne aux gens l'impression qu'ils doivent manger tel aliment ou tel nutriment pour être en santé ou pour éviter une maladie, ce qui est totalement faux.

(3) UN ALIMENT EST PLUS QUE LA SOMME DE SES NUTRIMENTS

Le nutritionnisme a entraîné une médicalisation de l'alimentation. Quand on étudie des médicaments, on étudie l'effet de la molécule sur le corps et la santé. On fait la même chose avec les aliments, sauf qu'un aliment contient plusieurs molécules.

En réalité, il existe des milliers de molécules différentes dans les aliments. Or, quand on parle des nutriments contenus dans les aliments, on a tendance à en choisir un ou deux, que l'on considère comme prioritaires. Pour vous le démontrer, je vous invite à participer à mon petit jeu d'association.

Pourquoi savons-nous que la banane est riche en potassium, l'orange, en vitamine C et les épinards, en fer ? Comment se fait-il que la plupart des gens savent que les œufs contiennent du cholestérol ou que le lait contient du calcium ? D'où viennent ces associations trompeuses ? Il est tellement réducteur de restreindre la valeur d'un aliment à un seul de ses nutriments, ou même à plusieurs. Pourtant, même s'ils les contiennent vraiment, il ne s'agit que d'un nutriment, jugé subjectivement comme plus important, parmi des centaines d'autres molécules que nous passons sous silence.

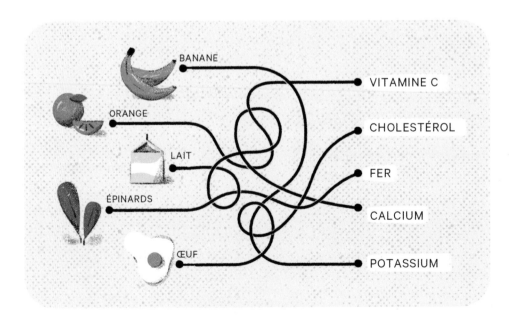

Par exemple, il est totalement faux de dire que la tomate est meilleure pour la santé que le poivron parce qu'elle contient plus de bêta-carotène. Et on ne peut pas classer les variétés de tomates selon leur teneur en lycopène et affirmer que l'on doit privilégier les variétés les plus riches en cet antioxydant. En mettant le focus sur un ou des nutriments, on oublie tous les autres et, surtout, on évacue la notion qu'un aliment est beaucoup plus que la somme de ses nutriments.

Ce faisant, cet aliment devient alors accessoire. Tout ce dont on a besoin, ce sont ses composantes. Ainsi, cela laisse croire que l'on peut extraire le nutriment d'un aliment frais, comme les oméga-3 de la graine de lin, l'ajouter à un produit ultra-transformé, comme une barre tendre aux pépites de chocolat, et obtenir les mêmes bénéfices que si l'on mangeait les graines de lin. Pourtant, si la graine de lin est intéressante d'un point de vue nutritionnel, ce n'est pas seulement à cause des oméga-3 qu'elle contient. Cette façon de penser a permis à l'industrie agroalimentaire de créer des gammes entières de produits similaires.

Dans le cadre d'une étude publiée en 2015, des chercheurs se sont intéressés à la perception qu'entretiennent les gens à l'égard des nutriments et de leur effet sur la santé. Les participants lisaient des textes où les chercheurs décrivaient l'alimentation d'une personne fictive. Un des textes parlait des nutriments et l'autre, d'aliments contenant ces nutriments. Par exemple, on parlait d'oméga-3 dans un texte et de poisson dans l'autre. Ensuite, les chercheurs ont demandé aux participants d'évaluer quels étaient les risques, pour la personne, de contracter différentes maladies chroniques comme le diabète ou des maladies cardiovasculaires. Ceux qui ont lu le texte sur les nutriments ont estimé que la personne serait moins à risque que ceux qui ont lu le texte sur les aliments. C'est donc que le fait d'avoir décrit la diète sous forme de nutriments la rendait plus saine aux yeux des participants. Ces résultats décrivent bien la façon dont on aborde la saine alimentation, mais montrent à quel point on fait fausse route. Quand on estime que les aliments entiers et frais sont moins sains que les nutriments qu'ils contiennent, on rate notre cible[6].

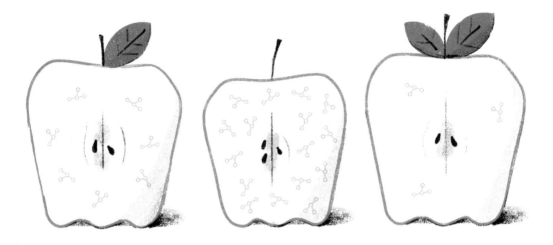

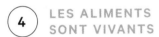

(4) LES ALIMENTS SONT VIVANTS

Quand on dit qu'une pomme contient X grammes de telle vitamine ou de tel minéral, il faut comprendre que ces données ne sont que des moyennes. Si je cherche « pomme » dans la base de données canadienne des valeurs nutritives, je peux trouver la valeur d'une « pomme » crue, par exemple. Mais de quelle « pomme » parle-t-on ? Dans ce cas-ci, on a de la chance parce que cette base de données contient la valeur de cinq variétés, soit la Fuji, la Gala, la Golden Delicious, la Granny Smith et la Red Delicious. Mais au Québec, nous produisons 12 variétés de pommes[7]. Selon les variétés testées, la quantité de vitamine C peut passer de 0,4 mg à 35 mg pour une même portion de 100 grammes. C'est 88 fois plus[8] ! Et il s'agit d'un seul des nombreux facteurs qui peuvent influencer la valeur nutritive des aliments, puisque ces derniers sont vivants. Selon le sol dans lequel elle est cultivée, les engrais utilisés, le climat, la quantité d'eau reçue ou même sa position dans l'arbre, une pomme peut subir des variations dans sa teneur en nutriments. Sans compter le transport, l'entreposage, le délai entre la cueillette et la consommation ainsi que la méthode utilisée pour la cuire.

Bref, comme on ne dispose que d'approximations, il est très difficile, voire impossible, de savoir quelles quantités de nutriments on ingère quand on mange un aliment.

5 BIODISPONIBILITÉ : CE QUE L'ON AVALE N'EST PAS NÉCESSAIREMENT ABSORBÉ

Les aliments que l'on consomme sont digérés par notre système digestif, mais tous les nutriments n'entrent pas obligatoirement dans le corps et certains peuvent être tout simplement évacués. Selon les nutriments et les aliments, il peut y avoir de grandes variations entre ce que l'on mange et ce qui est absorbé. C'est ce que l'on appelle « biodisponibilité ».

Par exemple, le fer dans les végétaux est généralement beaucoup moins absorbé que le fer dans les aliments d'origine animale. L'assimilation des nutriments peut également être modulée selon nos besoins : les gens qui ont des réserves moins importantes de fer l'absorbent mieux que ceux qui n'en manquent pas[9].

Ce ne sont que des exemples connus de la science actuelle, mais ils démontrent que l'assimilation des nutriments ne se fait pas de façon uniforme selon les aliments dont ils proviennent. Ainsi, quand vous voyez des listes du type « Les 10 aliments contenant le plus de calcium », cela ne veut pas nécessairement dire que ce sont ceux qui vous permettront d'en absorber le plus. C'est là où la matrice alimentaire a un rôle à jouer.

Les scientifiques utilisent le terme « matrice alimentaire » pour parler de la forme sous laquelle on consomme les nutriments. En fait, c'est seulement une belle formulation qui signifie « aliment ». Comme je l'expliquais précédemment, quand on mange le même nutriment, mais provenant d'aliments différents, on n'absorbera pas nécessairement la même quantité. Le degré de transformation amène un niveau supplémentaire à considérer.

Ainsi, même si le sucre est le même dans une orange ou dans un verre de jus d'orange, il ne sera pas assimilé de la même façon parce que la matrice alimentaire est différente. Sous forme liquide, le sucre entre plus rapidement dans l'organisme.

Si l'on n'absorbe pas tous les nutriments, on n'absorbe pas toutes les calories

Quand on estime la quantité de calories contenues dans un aliment, on peut se baser sur les facteurs d'Atwater, conçus il y a plus de 100 années. À partir du contenu en glucides, lipides et protéines, les fabricants peuvent évaluer l'énergie d'un aliment et c'est ce chiffre qui peut se retrouver inscrit sur l'étiquette.

Or, ce calcul simpliste ne témoigne pas bien de la réalité pour tous les aliments, et l'un des exemples les plus frappants est celui des noix. En 2012, des chercheurs américains ont offert des amandes entières à un groupe de personnes, en mesurant l'entrée et la sortie des nutriments. En utilisant les facteurs d'Atwater, on a estimé que la portion d'amandes allait fournir environ 170 calories. Ce chiffre aurait pu se retrouver sur l'étiquette du produit. Or, les chercheurs ont mesuré que les amandes fournissaient 129 calories. En effet, nos corps ne sont pas des machines parfaites et on ne digère pas totalement les noix entières, ni toutes les calories qu'elles contiennent. Les participants assimilaient ainsi 32 %

moins de calories provenant des amandes, comparativement à la teneur estimée[10]. Quand on ajoute la transformation dans le lot, cela change encore la donne. Par exemple, on absorberait moins de calories quand on mange les noix ou les arachides entières que lorsqu'on les consomme sous forme de beurre, d'huile ou de farine. Cette transformation, qui est un peu comme un début de digestion, rend probablement le gras plus disponible à l'absorption[11].

La quantité de calories assimilées peut être altérée par la transformation et par les types d'aliments mais également par les types et les quantités de fibres que l'on mange, par la quantité d'eau que l'on boit, par la variété des aliments consommés, par la cuisson, l'activité physique, l'âge, le sexe, la présence de maladies et probablement bien d'autres facteurs que l'on ne connaît pas encore[12-14].

Bref, sélectionner les aliments en se basant uniquement sur leur teneur en calories, ou en nutriments, constitue une erreur majeure puisqu'il s'agit de données qui ne reflètent pas nécessairement la réalité.

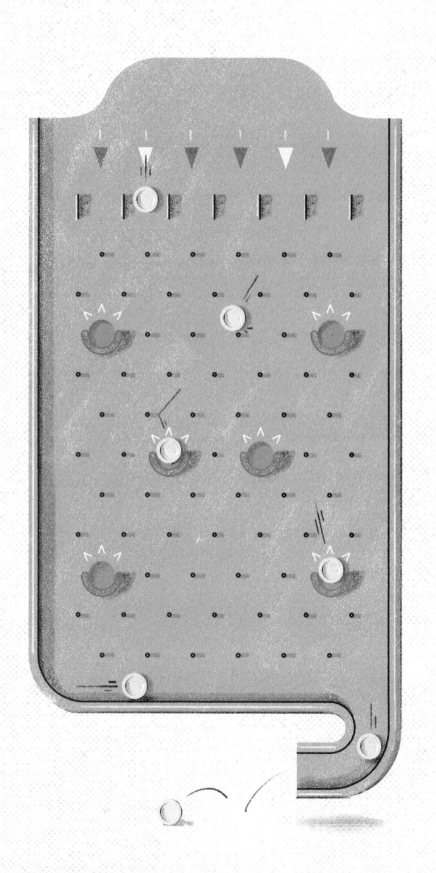

(6) LES NUTRIMENTS INTERAGISSENT ENTRE EUX

Non seulement les nutriments n'entrent pas dans le corps de façon égale, selon leur forme et selon l'aliment qui les contient, mais, en plus, ils interagissent entre eux.

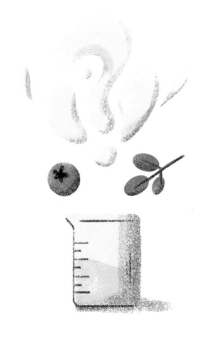

Par exemple, on a découvert que les tanins du thé vert ou du thé noir réduisent l'absorption d'une certaine forme de fer contenue dans les végétaux. Bref, si vous buvez du thé pendant votre repas, vous absorberez moins de fer. D'autre part, la vitamine C aurait pour effet d'améliorer l'assimilation de cette forme de fer[15]. Des chercheurs ont aussi observé que le fait de manger des noix fait diminuer le taux de digestion des autres aliments consommés en même temps[16].

Évidemment, ce ne sont que quelques exemples d'interactions connues, mais il existe des milliers de molécules différentes dont on connaît peu les interactions. Et l'on ne mange pas qu'un seul aliment, mais plusieurs, tous différents, et qui contiennent des centaines de molécules.

C'est pour cette raison que le fait de mettre un aliment sur un piédestal à cause de sa teneur en nutriments n'est pas logique. Quand on dit, par exemple, que tel peuple mange un « superaliment » et que c'est pour cette raison qu'il est en santé, qu'est-ce qui nous dit que c'est vraiment grâce à cet aliment ? Et cet aliment aura-t-il le même effet une fois qu'il sera consommé seul ? Comment savoir si les bienfaits qu'on lui prête ne sont pas dus à une interaction avec d'autres aliments ?

7 LA TRANSFORMATION PEUT MODIFIER COMPLÈTEMENT L'EFFET DES NUTRIMENTS

Comme je l'expliquais plus tôt, la transformation des aliments peut modifier la biodisponibilité, donc la quantité de nutriments qu'on absorbe. Mais elle peut également transformer la façon dont ceux-ci affectent notre santé. L'histoire de la margarine est très intéressante pour illustrer ce point.

La margarine a été inventée en 1869 par Hippolyte Mège-Mouriès. À l'époque, elle était considérée comme un *cheap* substitut du beurre. Ce n'est que dans les années 1960 qu'elle a réellement commencé à s'imposer comme une option plus « santé » que le produit qu'elle tentait d'imiter. À cette époque, la guerre aux gras saturés était amorcée et leur rôle néfaste sur la santé du cœur était montré du doigt. À l'inverse, c'est à ce moment que l'on a commencé à suggérer les huiles végétales, riches en gras polyinsaturés, à cause de leur effet bénéfique pour le cœur. Ainsi, la margarine, composée d'huiles végétales, était considérée comme meilleure pour la santé du cœur que le beurre, riche en gras saturés, autant par l'industrie agroalimentaire que par les professionnels de la santé.

Gyorgy Scrinis considère la margarine comme le premier aliment « hyperréel », c'est-à-dire un aliment constitué de toutes pièces, qui est soudainement devenu meilleur, aux yeux des consommateurs, que le produit qu'il imite.

C'est donc grâce au nutritionnisme que la margarine a réussi à s'imposer ainsi. On généralisait l'effet des types de gras aux aliments qui les contenaient. Sauf qu'il manquait quelques pièces du casse-tête aux spécialistes de l'époque.

Les huiles végétales sont liquides à la température de la pièce, mais le beurre est solide. Pour pallier ce problème, on leur faisait subir un processus appelé « hydrogénation ». Ce dernier transforme notamment des gras polyinsaturés en gras trans.

Dans les années 1990, on a commencé à se rendre compte que les gras trans sont nocifs pour la santé du cœur. Ils font augmenter le « mauvais » cholestérol et font diminuer le « bon » cholestérol. À cause de cette découverte, la perception publique de la margarine a complètement changé. Elle est alors « devenue » potentiellement nocive pour la santé du cœur (car gras trans = mauvais) et le beurre a récupéré un peu de ses lettres de noblesse.

Mais l'industrie n'allait pas laisser la margarine disparaître. Dans le but de répondre à cette nouvelle préoccupation du public, créée par les récentes découvertes scientifiques, l'industrie a modifié ses pratiques. La plupart des margarines du commerce sont maintenant « non hydrogénées ». Le gouvernement canadien a d'ailleurs décidé d'interdire les huiles partiellement hydrogénées en septembre 2018[17]. Pour ce faire, l'industrie utilise, entre autres, une méthode appelée « interestérification ».

En gros, l'interestérification est un processus chimique qui modifie la structure des acides gras, l'unité de base des huiles. Ces nouveaux gras, appelés « gras interestérifiés », n'existent pas naturellement dans les aliments. L'interestérification crée ainsi de nombreuses nouvelles molécules auxquelles le corps humain n'a jamais été exposé auparavant. Or, si l'histoire de la margarine a une chose à nous apprendre, c'est qu'une petite modification dans de simples liens chimiques, comme dans les gras polyinsaturés qui sont transformés en gras trans, peut entraîner des effets inattendus sur la santé. Se fier uniquement aux ingrédients utilisés pour prévoir l'effet d'un aliment transformé n'a pas de sens.

La question est maintenant de savoir si ces gras interestérifiés peuvent avoir un impact différent de celui que l'on croit sur la santé. En effet, ceux-ci n'ont pratiquement pas été étudiés jusqu'à présent[18, 19].

8 AVEZ-VOUS VRAIMENT BESOIN DE PLUS DE NUTRIMENTS ?

Vous avez probablement déjà entendu dire que manger des carottes est bon pour la vue. Oui, c'est vrai, la carotte est un aliment qui contient, entre autres, du bêta-carotène, transformé dans notre corps en vitamine A. (Déjà, ça commence mal, parce que l'on parle d'un seul nutriment pour ce qui est de la carotte. Et évidemment, elle n'est pas le seul légume à en contenir.) On s'est aperçu, dans le passé, que cette vitamine est essentielle pour la vision nocturne. Ceux qui ont une carence en vitamine A voient moins bien la nuit, jusqu'à devenir totalement aveugle dans la noirceur, en cas de carences prolongées. Or, il suffit de donner une quantité suffisante de vitamine A pour régler le problème et pour que la vision nocturne revienne[20].

C'est souvent dans des conditions similaires que les « bénéfices » des nutriments sont découverts. Générale-ment, c'est dans des cas de carences que le nutriment en question procure des bénéfices, mais une fois les besoins comblés, il est faux de croire que prendre davantage de nutriments continuera d'améliorer la santé. Dépasser vos besoins en vitamine A n'améliorera pas votre vue, ne vous fera pas voir à travers les murs et peut même s'avérer toxique.

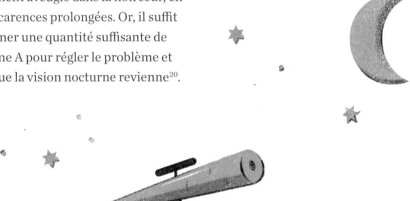

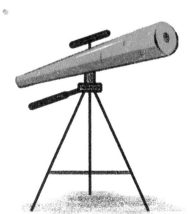

Les nutriments jouent de multiples rôles dans notre corps, et nous ne les connaissons pas tous encore. Prenons un exemple que nous connaissons bien : boire du lait est bon pour les os. Cette affirmation découle notamment de la teneur du lait en calcium et en vitamine D, des nutriments ayant un rôle à jouer dans la santé osseuse. Or, il serait faux de croire que ces nutriments ne contribuent qu'à la santé des os. La vitamine D, par exemple, est aussi essentielle au système immunitaire. Et le calcium participe à la contraction musculaire et à la coagulation du sang. Ce ne sont que des exemples, mais il serait facile de faire des associations douteuses (et fausses) et dire : « Boire du lait est bon pour guérir le rhume parce que la vitamine D aide au système immunitaire ! » C'est pourtant exactement de cette façon que l'on aborde la nutrition dans les médias.

« *Smoothie* antigrippe », « Les 10 aliments pour une peau éclatante », « Pour une vie sexuelle épanouie, misez sur le zinc. » Dans le même style, je suis tombé sur un article qui listait les « 10 aliments à consommer pour avoir des cheveux en santé ». On y incluait des aliments riches en zinc, en vitamine A, en protéines ou en vitamine C, prétextant que ces nutriments ont quelque chose à voir avec la croissance de notre chevelure. On allait même jusqu'à dire qu'il fallait bien la nourrir pour éviter de la perdre... Mais encore une fois, c'est dans les cas de carences extrêmes que la pousse des cheveux (et bien d'autres fonctions du corps !) est affectée. Mettre l'accent sur ces nutriments ne transformera pas réellement vos cheveux. Il est donc trompeur, à mon avis, d'aborder le sujet de cette façon.

Pourtant, miser sur l'optimisation des nutriments est une pratique courante dans les médias. Par exemple, on sait que lorsque l'on chauffe et que l'on transforme des tomates en sauce, on rend certains nutriments plus biodisponibles, comme le bêta-carotène. Ainsi, on a démontré que le fait de manger de la sauce tomate pouvait faire augmenter davantage la quantité de bêta-carotène dans le sang, comparativement à la même quantité de tomates fraîches[21]. Ce genre de découverte a amené une pléthore de recommandations encourageant à transformer et à cuisiner les tomates pour profiter davantage de leurs bienfaits. Au-delà du fait qu'il est, encore une fois, réducteur de mettre le projecteur sur un seul nutriment de la tomate, une autre question subsiste : qui a vraiment besoin de plus de bêta-carotène dans le sang ? On sait déjà que manger des fruits et des légumes est bon pour la santé et en manger quelques portions par jour devrait combler nos besoins en nutriments. Alors pourquoi cette obsession du « toujours plus » ? Quels effets en espérons-nous ?

Évidemment, quand on souffre de carences ou qu'on a des problèmes de santé particuliers, il peut être pertinent de s'assurer que l'on consomme suffisamment de nutriments. Par exemple, au Québec, les carences sont très rares, mais les besoins en vitamines D et B12 ainsi qu'en fer peuvent être plus difficiles à combler pour certains. Dans ces cas, écoutez les conseils de votre médecin ou de votre nutritionniste. Mais pour les autres qui sont exposés, au quotidien, à ces messages où l'on incite, par exemple, à « manger assez de magnésium », sachez qu'une fois les besoins comblés il n'y a pas de bénéfices supplémentaires à consommer davantage de ces nutriments et qu'une alimentation équilibrée arrive généralement à nous fournir tout ce dont on a besoin, sans avoir à compter les milligrammes de magnésium.

9   ON NE MANGE PAS QUE POUR ÊTRE EN SANTÉ
(L'ALIMENTATION, C'EST PLUS QUE LA NUTRITION)

La nutrition est devenue l'une des façons principales dont on aborde l'alimentation. Pourtant, manger est un acte qui implique bien plus de sphères que celle de la santé. Notre culture, notre famille, nos amis, le plaisir, le goût, le coût, la religion, l'impact environnemental sont quelques exemples de facteurs qui entrent en ligne de compte quand vient le temps de choisir des aliments.

L'alimentation joue un rôle social et elle est aussi influencée par les aliments accessibles dans notre environnement ainsi que par le marketing alimentaire auquel nous sommes exposés. Pourtant, l'impact des aliments sur notre santé et notre poids, donc l'aspect nutritionnel des aliments, a été mis sur un piédestal.

Ne fait-on pas fausse route quand on dit à quelqu'un que la recette de tourtière ou de soupe tonkinoise qui lui vient de sa mère, qui l'avait elle-même obtenue de la sienne, n'est soudainement « plus bonne » parce qu'elle utilise trop de sucre ou de sel ? Comment peut-on juger de la valeur d'un aliment en ne regardant que les nutriments qu'il contient ?

Il y a quelques années, je me souviens d'avoir eu une discussion avec quelqu'un qui était tout fier de me dire qu'il se forçait énormément pour manger du poisson. À force d'entendre les discours ambiants, il avait fini par se convaincre que c'était un aliment « bon pour la santé ». Mais comme il en détestait le goût, et ce, même après des mois d'essais, il achetait des filets de poisson panés qu'il arrosait abondamment de ketchup pour faire passer le tout. « Au moins, se disait-il, je mange du poisson, et c'est ça qui est important. » Son focus sur la nutrition et la santé l'a amené à croire qu'il devait manger du poisson coûte que coûte, en ratant totalement la cible. Il est facile de conclure qu'il aurait mieux fait de se cuisiner un repas sans poisson que de se forcer à manger une version ultra-transformée de cet aliment « bénéfique » mais dont il n'aimait pas le goût. Dire aux gens de manger quelque chose qu'ils n'aiment pas et de se forcer à le faire parce que ça va être bon pour eux ne mène à rien. Si vous ne connaissez aucun légume que vous aimez, il est peut-être temps d'en découvrir de nouveaux, mais si vous n'aimez pas le kale, il y a des tonnes d'autres légumes qui gagnent à être consommés.

LE NUTRITIONNISME A ATTEINT SA LIMITE

Vers la fin du 19e siècle, Atwater considérait les calories et les protéines comme les éléments les plus importants de l'alimentation. Selon lui, on pouvait manger en se basant sur la science afin d'optimiser le coût par calories ou par grammes de protéines. Le but était d'être le plus efficace possible. Les aliments qui fournissaient beaucoup de calories à un faible coût étaient ainsi présentés comme meilleurs que ceux qui en contenaient peu, comme les fruits et les légumes. Ces derniers, selon Atwater, représentaient un luxe qui n'était pas à la portée de la classe ouvrière. Après tout, fruits et légumes coûtaient cher et ne fournissaient à peu près pas de calories. Au contraire, les coupes de viande peu coûteuses, les légumineuses, le sucre et la farine étaient présentés comme des aliments ayant un bon rapport qualité-prix[22].

Il est facile de rire de ces recommandations mais, en réalité, nous n'avons pas vraiment changé notre façon de faire. La vision plus réductrice de la science de la nutrition amène cette dernière à avancer, mais ces découvertes méritent rarement d'être transformées en recommandations pour le public. Le nutritionnisme nous entraîne toutefois à croire qu'il y a un ou des éléments importants dans l'alimentation, éléments que la science nous a permis de déterminer, et que, peu importe la forme sous laquelle nous les consommons, nous serons en santé[23].

D'ailleurs, entre 1912 et 1944, il y a eu tellement de découvertes en nutrition que l'université d'Oxford a décidé de fermer le Département de nutrition, juste après la Seconde Guerre mondiale. Selon eux, il ne restait plus rien à découvrir dans le domaine[24]!

Cela me fascine de voir comment on a pu croire, à une époque, que l'on connaissait tout de la nutrition, alors que le sujet n'avait été qu'effleuré.

Encore aujourd'hui, malgré toutes nos connaissances, les générations futures affirmeront vraisemblablement que nous n'étions qu'aux balbutiements de cette science.

Dire que l'on ne sait pas tout n'est pas un bon argument pour dire que l'on ne devrait pas se fier à la science. Après tout, on ne saura jamais tout. Mais tous les sujets abordés précédemment pointent dans la direction des connaissances qu'il reste à découvrir. Et avec ces quelques pistes, il me semble assez clair que l'on devra attendre encore très longtemps avant d'être capables de comprendre et de contrôler tous ces facteurs dans la vraie vie. En outre, si l'histoire de la nutrition, ou même de la science, nous apprend quelque chose, c'est qu'une fois que l'on aura avancé sur ces pistes, de nouvelles risquent de s'ouvrir et de venir, encore une fois, nous faire réaliser que l'on ne peut pas tout connaître de la nature des aliments.

En bref

Depuis les débuts de la nutrition, on tente de comprendre les minuscules composantes de nos aliments et leur impact sur notre santé. L'objectif ultime étant de savoir exactement les bonnes quantités de nutriments qui composent une saine alimentation. C'est ce que l'on appelle « nutritionnisme ». Cette approche a eu beaucoup de bon et elle est encore essentielle à la recherche en nutrition. On a réussi à régler plusieurs problèmes liés aux carences nutritionnelles, et la nutrition est une composante importante du traitement de nombreuses maladies.

Par contre, pour nous, consommateurs, réfléchir aux aliments selon les nutriments qui les composent ne fonctionne pas, simplement parce que la réalité est beaucoup plus complexe que ce que l'on peut observer dans un milieu contrôlé.

Il existe des milliers de molécules différentes et ces dernières possèdent plusieurs rôles et interagissent entre elles. De plus, parce que les aliments sont vivants et que plusieurs facteurs influencent leur valeur nutritive, il est difficile de mesurer réellement la quantité de nutriments que nous consommons et encore plus celle que notre corps absorbe. Et même si nous étions capables de la mesurer de façon fiable, rien ne nous dit que consommer des quantités supplémentaires de nutriments aura un impact significatif sur notre santé ou notre qualité de vie, sauf en cas de carences.

Sans compter que la transformation des aliments peut modifier totalement l'effet de ceux-ci sur notre santé. La forme sous laquelle on les consomme a un impact considérable.

Finalement, l'alimentation, ce n'est pas que la nutrition et la santé. Ainsi, l'on fait fausse route lorsque l'on tente de faire comme si nous étions des robots et que la nourriture n'est que de l'essence pour survivre. L'alimentation, c'est social, c'est culturel, c'est du plaisir.

La science de la nutrition est importante et les chercheurs doivent persister à faire avancer nos connaissances. Mais s'il y a un message à retenir, c'est que nous devrions arrêter d'être obsédés par les nutriments et nous concentrer sur les aliments entiers.

Ainsi, quand vous entendez parler de nutriments, rappelez-vous ces points, qui devraient allumer une petite lumière dans votre esprit.

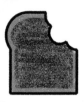

Dans la « vraie vie »,
on mange plusieurs
aliments ensemble, pas
des nutriments isolés.

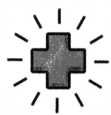

À l'exceptions des carences,
il n'existe pas un nutriment ni
un aliment qui cause ou qui
guérit les maladies.

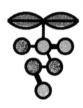

On ne peut pas généraliser
l'effet d'un nutriment à
l'aliment qui le contient.

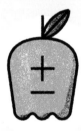

Les aliments sont
vivants. Leur teneur en
nutriments peut varier
grandement.

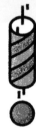

Les nutriments que l'on
avale ne sont pas
nécessairement absorbés
dans le corps.

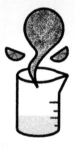

Les nutriments
interagissent entre eux
et peuvent générer des
effets inconnus.

La transformation peut
complètement modifier
l'effet des nutriments.

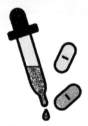

Au-delà des carences, il est
rare que consommer plus
de nutriments amène des
bénéfices supplémentaires.

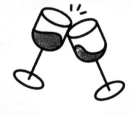

On ne mange pas que pour
la santé. L'alimentation,
c'est plus vaste que
la nutrition.

BULLSHIT NUTRITIONNELLE

Le Soylent ou le mythe de se nourrir avec une pilule

Pour tester vos nouvelles connaissances, je vous propose ici des cas où le nutritionnisme a eu un grand rôle à jouer. Vous trouverez une icône chaque fois qu'une des caractéristiques dont je viens de vous parler apparaît.

Dans le futur, sera-t-il possible de se nourrir en ne prenant qu'une pilule ? Si ce scénario a déjà été imaginé par les auteurs de science-fiction, certains croient qu'il s'agit d'une possibilité prochaine. L'histoire du Soylent est intimement associée au nutritionnisme et illustre bien qu'il est peu probable qu'on arrive, un jour, à se passer des aliments.

L'histoire du Soylent s'inspire de *Soylent Green* (*Soleil vert*), un film futuriste des années 1970 dans lequel la population se nourrit exclusivement de tablettes de « soleil vert ». En 2013, l'américain Rob Rhinehart met sur pied une campagne de sociofinancement dans le but de créer un produit qui remplacera la nourriture. Rien de moins. La campagne fait fureur et il amasse suffisamment d'argent pour démarrer le projet.

Le Soylent est mis en vente en 2014. Il s'agit d'une poudre et d'une huile qui contiendraient tous les éléments nutritifs dont le corps humain a besoin. On y retrouve des protéines, des glucides, des lipides, des vitamines, des minéraux, etc. Bref, selon M. Rhinehart, il suffit de mélanger le produit avec de l'eau et l'on peut dire adieu aux aliments. La compagnie assure qu'il est possible de remplacer tous nos repas par ce *smoothie* magique.

En 2015, Soylent arrive dans sa version 2.0. La recette a été modifiée. En plus de la poudre, il est maintenant possible d'acheter du Soylent en version liquide, en petites bouteilles contenant 400 calories, ressemblant visuellement aux substituts de repas liquides.

Selon l'inventeur, ce qui est important, ce ne sont pas les aliments en tant que tels, mais bien les nutriments. Ainsi, si l'on est capable de créer un produit qui fournit tous les nutriments nécessaires, et ce, dans une bonne proportion, il est possible de nourrir le corps adéquatement.

Dans le Soylent, les protéines viennent du soya, le gras vient du canola, et les glucides viennent de la maltodextrine (extraite du blé ou du maïs), de l'isomaltulose (fibres venant des betteraves) et de l'amidon de maïs. On y ajoute les vitamines et les minéraux essentiels, et voilà un repas complet[25] !

Pour toutes les raisons énoncées dans ce chapitre, vous comprendrez que je ne recommande pas de substituer vos repas par du Soylent ou toute autre décoction similaire. Encore une fois, pour estimer qu'une poudre, un liquide ou une pilule puisse remplacer totalement notre alimentation, il faut croire que l'on connaît tous les nutriments qui participent à notre santé, ce qui n'est pas le cas. Si le Soylent avait été produit il y a 30 années, y aurait-on mis des prébiotiques ? C'est sans compter que, depuis sa création, la formulation du Soylent a été « améliorée » plus d'une fois, sous-entendant que les versions précédentes n'étaient pas réellement

optimales, malgré les dires de la compagnie[26]. De plus, comme vous savez maintenant que la matrice alimentaire est importante, qui nous dit que ces nutriments sous forme liquide auront le même impact sur notre santé lorsqu'ils proviendront d'aliments entiers ?

N'en déplaise à M. Rhinehart, les aliments sont bien plus que la somme de leurs nutriments. Quel sera l'impact de cette alimentation liquide, à long terme, sur le corps ? Impossible de le dire quand le produit n'a que quelques années d'existence. C'est sans parler du manque flagrant de variété alimentaire quand on ne mange qu'un seul aliment ! Comme l'alimentation est intimement liée au plaisir, à moins d'aimer la monotonie ou de détester manger, j'ai beaucoup de difficulté à comprendre comment quelqu'un pourrait réussir à suivre ce type d'alimentation pendant longtemps.

De toute façon, les Canadiens devront se passer du produit pour un moment puisqu'en 2017 le Canada a banni la vente de Soylent, prétextant que la boisson ne correspondait pas aux caractéristiques d'un « remplacement de repas[27] ».

BULLSHIT NUTRITIONNELLE

Les superaliments

S'il y a un terme qui fait se hérisser tous les poils de mon corps, c'est bien « superaliments ». Pour être honnête, il y en a pas mal plus, mais concentrons-nous sur celui-là.

Si je me fie à Google Trends, c'est à peu près au début des années 2010 que le terme « superaliment » a commencé à se faufiler dans le vocabulaire courant[28]. Mais qu'est-ce que c'est, exactement, un superaliment ? Selon le Oxford Dictionary, il s'agit d'un ⸰💡⸰ aliment riche en nutriments que l'on considère comme étant particulièrement bénéfique pour la santé et le bien-être[29]. Généralement, ce seront donc des aliments qui contiennent des concentrations élevées de nutriments particuliers, comme des vitamines, des minéraux ou des anti-oxydants. Il y a une tonne d'aliments qui ont été élevés au rang de superaliments depuis le début de cette mode. Une recherche rapide sur le Web donne kale, baie de goji, canneberge, bleuet, myrtille, curcuma, kombucha, noix de coco, spiruline, chia, etc.

Quand j'ai entendu parler de ce concept pour la première fois, j'avoue qu'il m'est apparu assez tentant. Après tout, ma mission dans la vie est d'essayer de rendre *cool* des aliments frais et non transformés. Comme ce sont les compagnies agroalimentaires produisant des aliments ultra-transformés qui jouissent des plus gros budgets en marketing, quel mal y aurait-il à surfer sur ce concept pour encourager les gens à manger des aliments frais, comme du kale ?

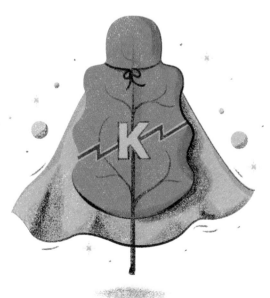

LES SUPERALIMENTS N'EXISTENT PAS

Le premier problème, c'est qu'un superaliment est une pure invention. Vous ne serez pas en meilleure santé parce que vous vous êtes *pitchés* sur des superaliments en laissant de côté ceux qui ne « méritaient pas » d'être appelés ainsi. Il n'existe d'ailleurs aucune réglementation sur l'utilisation de ce terme. Ce qui veut dire que n'importe qui, du jour au lendemain, peut qualifier n'importe quel aliment de « super ». Et dès qu'un 💡 aliment est installé sur un piédestal, on oublie soudainement qu'il existe bien d'autres aliments qui méritent de faire partie de notre menu.

Vous devez aussi comprendre que c'est une mode qui se base entièrement sur la logique réductionniste du nutritionnisme. 💡 Un aliment n'est pas réellement meilleur qu'un autre simplement parce qu'il est riche en vitamine C ou en polyphénols. Oui, ces nutriments sont bénéfiques et parfois même essentiels, mais nous avons besoin de plusieurs autres nutriments pour vivre en santé. Même si certains ont la fâcheuse prétention de croire que nous avons découvert

tous les nutriments, ce n'est pas le cas. Il y a encore certainement des milliers de molécules dans les aliments qu'il reste à découvrir. 💡 Quels sont leurs impacts sur la santé ? Interagissent-elles entre elles ? Sont-elles essentielles à la santé ? Ce sont autant de questions qui restent sans réponse. Et il serait dommage de se priver de leurs bénéfices potentiels simplement parce que l'on a cru que celles que l'on connaissait étaient plus importantes.

L'autre problème, c'est que l'industrie s'est emparée de cette mode pour vendre davantage d'aliments transformés. Le simple fait d'inscrire « superaliment » sur un emballage rend immédiatement cet aliment « meilleur pour la santé » aux yeux des consommateurs. Pourtant, 💡 un biscuit n'est pas meilleur pour votre santé parce qu'il contient des baies de goji. On s'entend qu'il est beaucoup plus gagnant de réduire notre consommation d'aliments ultra-transformés que d'en intégrer de nouveaux parce qu'ils contiennent des superaliments.

Je ne peux pas passer sous silence l'autre problématique engendrée par les superaliments et par à peu près toutes les modes en alimentation. Quand tout le monde veut manger la même chose, l'industrie n'a pas le choix de s'adapter et d'augmenter l'offre. Mais augmenter l'offre passe généralement par l'industrialisation massive des méthodes de production, de transformation et de distribution. Souvent, l'environnement est relégué au second plan, car le but est de produire massivement pour répondre rapidement à l'engouement qui sera probablement de courte durée. Ainsi, la production de ces superaliments ne se fait pas sans impact sur l'environnement. On laisse donc tomber d'autres notions, comme celle de privilégier les aliments locaux et saisonniers, au profit de superaliments venus des quatre coins de la planète.

Donc, oui, manger du kale, du quinoa ou des bleuets est très bon pour la santé. Mais miser sur certains aliments particuliers parce qu'ils contiennent certains nutriments particuliers n'est probablement pas la meilleure des idées. Je ne le dirai jamais assez : un aliment est beaucoup plus que la somme de ses nutriments et il en existe beaucoup d'autres qui méritent d'être dans votre assiette. C'est la diversité alimentaire qui est la clé de la santé humaine et de la planète.

Pas un ni dix aliments spécifiques.

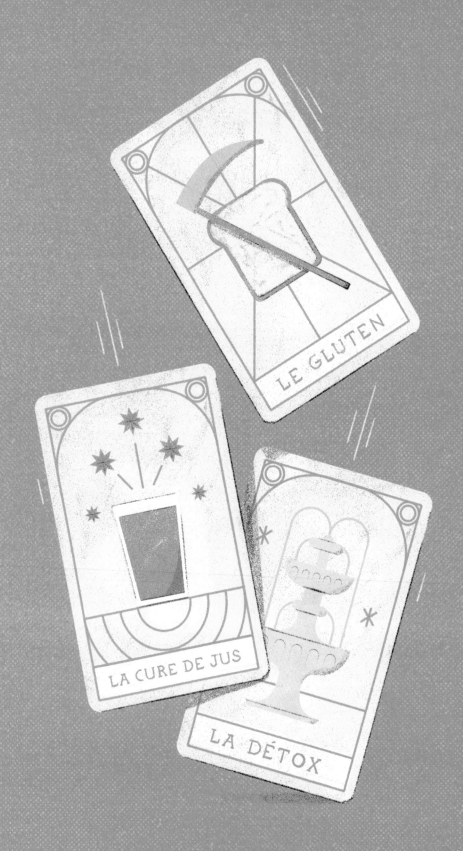

CHAPITRE 5

La pseudo-science et le charlatanisme

Maintenant que vous êtes plus familiers avec la science et la façon de procéder des chercheurs, il est temps d'en aborder le revers. Comme je l'ai exposé dans le chapitre précédent, la science de la nutrition a ses limites. Elle n'a pas réponse à tout et nous avons encore beaucoup à apprendre. Malgré tout, elle tente d'être objective et de refléter la réalité. C'est un outil assez efficace pour y parvenir ou, du moins, c'est l'un des meilleurs que nous ayons à notre disposition.

Attention, je ne suis pas en train de dire que l'on devrait discréditer tout ce qui n'est pas scientifique. Par exemple, en nutrition, on peut évidemment s'inspirer de la façon dont les générations précédentes s'alimentaient. Après tout, même si elles n'utilisaient pas la science, elles ont su trouver ce qui semblait le mieux, d'un point de vue alimentaire. On a donc beaucoup à gagner à s'intéresser aux savoirs anciens et à les évaluer à l'aide de nos outils contemporains.

Cependant, il y a une différence entre répondre à des questions en utilisant la science et les savoirs ancestraux et pratiquer ce que j'appellerai ici la « pseudo-science ».

Ce terme réfère à des idées que l'on tente de faire passer pour scientifiques mais qui ne le sont pas. La pseudo-science emprunte des terminologies et des concepts à la science, mais raisonne selon une logique qui est tout sauf scientifique[1]. Ceux qui l'utilisent ont tendance à conserver ce qui leur convient et à éliminer ce qui ne fait pas leur affaire.

Il peut ainsi arriver qu'une partie des propos soit soutenue par des études scientifiques – comme vous le savez maintenant, elles ne s'équivalent pas toutes – mais que l'autre partie des propos n'ait pour fondement qu'une logique boiteuse. Et j'ai un problème avec cette forme de supercherie, car elle est très fréquente dans le domaine de l'alimentation et beaucoup de gens se font prendre au jeu.

ÉVEILLEZ LE SCEPTIQUE EN VOUS

Si l'on veut éviter de tomber dans le piège de ceux qui tentent de nous faire croire n'importe quoi et d'influencer notre alimentation, il est important de pouvoir repérer la *bullshit* dans tous les contextes. Pour ce faire, il faut aiguiser notre sens critique. Être sceptiques ne veut pas dire arrêter de croire quoi que ce soit, mais simplement se poser des questions quand on est confrontés à de nouvelles informations.

Cet exercice peut sembler difficile. Après tout, comment sommes-nous censés savoir si telle personne dit vrai quand on n'a pas de formation en nutrition ? De plus, il existe tellement de nouvelles modes et de nouvelles découvertes qu'aucun livre ne pourrait se permettre de toutes les aborder. Et, de toute façon, une fois qu'on a détruit quelques mythes, d'autres les remplacent aussitôt. Les deux premiers chapitres de ce livre vous ont fourni des outils de base qui vous permettront d'analyser les nouvelles informations de nature plus scientifique.

À partir d'ici, je veux pousser votre réflexion plus loin et vous fournir un arsenal qui vous aidera à déterminer si les propos avancés sont logiques et s'ils se tiennent. Le but est d'être capable de reconnaître plus facilement les discours trompeurs. Je n'ai aucunement la prétention d'être un expert en scepticisme. Je continue encore aujourd'hui à peaufiner mes outils intellectuels pour me défendre efficacement. Sauf que c'est inévitable : si l'on veut apprendre à se protéger du « n'importe quoi », il faut faire plus que se concentrer sur les situations uniques. Il faut apprendre à repérer les principales caractéristiques de la *bullshit* nutritionnelle. Comme vous allez le voir, les propos des charlatans en nutrition regorgent de tant de similarités qu'ils sont souvent faciles à repérer et à démonter.

CHARLATANS OU PAS ?

Notez que j'emploie ici le terme « charlatan » lorsque je parle de ceux qui utilisent la pseudo-science. Mais la réalité, c'est qu'un charlatan a pour objectif de tromper les gens. Il sait que ce qu'il dit est faux, mais il tente de convaincre ses « victimes » du contraire. Les charlatans peuvent également se servir de sophismes, c'est-à-dire des arguments qui ont l'air valides mais qui ne valent plus rien quand on y réfléchit un peu plus. C'est un argument invalide qui tente d'avoir l'air valide. De la bonne *bullshit*, quoi ! On appelle ces mauvais arguments des « sophismes » ou des « arguments fallacieux ».

Or, il y a bien des gens qui étayent leur propos avec une logique boiteuse et des arguments pseudo-scientifiques, mais ils le font sans le savoir ou ils ne veulent pas voir la vérité en face. Ils croient avoir raison et peuvent même avoir pour objectif d'aider les gens. Mais il n'en reste pas moins que, peu importe les intentions de la personne, ces deux cas sont aussi dangereux l'un que l'autre pour ceux qui tentent de se défendre contre ces faussetés.

Pour faciliter la lecture, je privilégie les termes « charlatan » et « sophisme ». Apprendre à repérer les sophismes est l'un des outils les plus puissants pour contrecarrer les efforts des *bullshiteurs* en nutrition, mais aussi dans n'importe quelle autre sphère de la vie. Afin de vous aider à ne pas tomber dans le panneau, je partage donc avec vous quelques erreurs d'argumentation fréquentes que commettent les charlatans, intentionnellement ou pas.

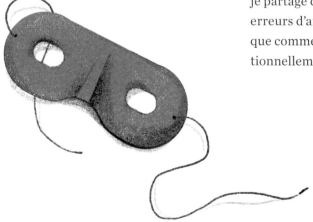

1 LE CHARLATAN
JOUE AVEC NOS ÉMOTIONS

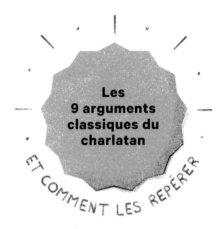

Les émotions sont puissantes. Pourtant, dans le cadre d'une argumentation qui se veut logique et objective, elles n'ont pas leur place, du moins pas en tant qu'argument. Or, pour démontrer qu'il a raison, le charlatan peut jouer sur nos cordes sensibles et utiliser la peur ou la pitié. Le but est de générer ces émotions chez l'interlocuteur afin que ce dernier repense sa position. Le charlatan tente, par exemple, d'imaginer des scénarios catastrophiques ou des conséquences exagérées si on ne lui donne pas raison.

Pour susciter des émotions, le charlatan peut également utiliser des termes comme poison, toxique, toxine, démoniaque, mortel ou tueur lorsqu'il parle d'aliments ou de nutriments.

EXEMPLE 1

Interlocuteur : « Il n'y a pas de preuve que manger du curcuma peut aider à guérir du cancer. »

Charlatan : « Bien sûr, c'est facile de dire ça quand on n'est pas malade, mais tu changeras certainement d'avis le jour où tu seras atteint d'un cancer incurable par la médecine moderne ! »

EXEMPLE 2

Interlocuteur : « Le jus de fruits contient des sucres libres et ces derniers sont associés à l'obésité, au diabète et aux maladies cardiovasculaires. On devrait donc en boire le moins possible. »

Vendeur de jus : « Mais avez-vous pensé aux vitamines qu'il contient ? On ne sera pas plus avancés quand tout le monde aura le scorbut ! »

EXEMPLE 3

Interlocuteur : « Selon l'Organisation des Nations Unies pour l'alimentation et l'agriculture, environ 90 % des stocks de poissons sont maintenant pêchés à pleine capacité ou surexploités. Il faudrait peut-être penser à manger autre chose que du poisson pour diminuer la pression que l'on exerce sur eux. »

Charlatan : « Oui, mais avez-vous pensé aux pêcheurs qui ont des familles à nourrir ? »

(2) LE CHARLATAN GÉNÉRALISE SON EXPÉRIENCE PERSONNELLE À TOUT LE MONDE

Le charlatan utilise très souvent cette méthode. Par exemple, en 2016, des chercheurs ont analysé le discours de blogueurs en nutrition populaires, en Finlande. Ceux qui n'avaient aucune formation en nutrition utilisaient souvent leur expérience personnelle comme argument pour prouver que ce qu'ils avançaient était véridique[2]. Mais une expérience personnelle, c'est comme une étude d'observation où le chercheur serait le seul participant de l'étude... Ce qui fonctionne pour une personne ne fonctionne pas nécessairement pour les autres.

Vous serez souvent exposés à ce genre d'arguments sous la forme d'une guérison miraculeuse. L'exemple typique donné par le charlatan est une personne qui a souffert toute sa vie sans que la médecine moderne lui apporte de solution. Soudainement, elle guérit après avoir modifié son alimentation d'une quelconque façon. Et maintenant, même si la science n'est pas là pour démontrer que c'est cette modification qui l'a réellement guérie, la personne,

elle, est prête à convaincre tout le monde de faire la même chose. Et, par la même occasion, d'acheter ses produits, ses suppléments, ses livres...

Comme je l'ai expliqué dans les chapitres précédents, en science, si l'on veut être capables de dire que quelque chose semble « vrai », il faut avoir beaucoup de preuves provenant de différentes études rigoureuses. Si on lance un sou dans les airs et qu'il tombe côté pile, est-ce que l'on peut dire qu'il tombera toujours de ce côté ? Non. C'est la même chose pour les études scientifiques : on doit avoir plusieurs observations pour arriver à des résultats concluants.

Pourquoi l'expérience personnelle n'est-elle pas une preuve valable ?

Tout d'abord, il faut comprendre que l'on entend beaucoup plus parler des histoires prétendues miraculeuses. Un des exemples typiques est celui des diètes miracles. Quand vous voyez toutes ces photos « avant/après », ce sont évidemment les gens pour qui ça a fonctionné qui partagent les clichés, quand les photos ne sont pas carrément truquées. Sauf que la réalité, c'est qu'aucune diète n'a réussi à faire maigrir quiconque de façon durable. Au contraire, la majorité des gens qui font des régimes reprennent rapidement les livres perdues[3]. Et ça, c'est prouvé scientifiquement ! Mais personne ne partage ses photos pour montrer sa prise de poids.

Deuxièmement, des « miracles » peuvent se produire. Certaines personnes guérissent « miraculeusement » de certaines maladies, sans que la science soit vraiment capable de l'expliquer. Par exemple, pour certains types de cancers, on observe des rémissions spontanées, c'est-à-dire que les gens guérissent sans avoir subi un traitement reconnu comme efficace[4]. Bref, ils guérissent sans que l'on soit capables d'expliquer leur guérison. Il s'agit d'un phénomène très rare et peu étudié, mais tout de même observé par la science. Donc, oui, les guérisons inexpliquées par la science existent. Oui, le hasard peut faire que la personne qui a appliqué une méthode pseudo-scientifique a été guérie. Mais on ne sait pas si la guérison est due à la méthode ou au simple hasard. Évidemment, si 50 % des gens guérissent en utilisant

la méthode en question, c'est une tout autre histoire. Mais le succès pour un individu n'est pas garant de succès pour un autre.

Troisièmement, contrairement aux études scientifiques, dans le cas d'une expérience personnelle, on ne contrôle pas tous les facteurs qui peuvent avoir influencé le résultat. Il est donc impossible de prouver que la méthode utilisée fonctionne. Prenons l'exemple d'une femme qui a souffert d'un cancer, mais qui est en rémission. Pour se traiter, elle s'est mise à consommer des jus de fruits et de légumes pressés à froid. Elle a également commencé à marcher chaque jour, elle a arrêté de fumer, elle a eu une chirurgie et a suivi une radiothérapie. Elle pourrait être tentée de croire, et proclamer aux autres, que les jus de fruits et de légumes pressés à froid ont contribué à sa rémission, mais cela est évidemment trompeur. De façon réaliste, il y a plus de chances que ce soit la chirurgie et la radiothérapie, prouvées scientifiquement comme étant efficaces, qui sont à l'origine de sa guérison, en plus de l'ensemble de ses changements d'habitudes de vie.

Dans le même ordre d'idée, il arrive fréquemment que quelqu'un me dise qu'il a exclu un élément de son alimentation, comme le sucre, le gluten ou le glutamate monosodique, et qu'il se sent mieux. Pour cette personne, c'est la preuve que ces éléments sont mauvais pour la santé et que tout le monde devrait les éliminer. D'abord, n'oublions pas l'existence de l'effet placebo. Le fait de suivre un « traitement » ou d'avoir le sentiment de « prendre sa santé en mains » peut avoir des résultats, même quand le traitement est bidon. Mais souvent, en questionnant cette personne, je me rends compte qu'elle a aussi modifié d'autres aspects de sa vie. Par exemple, elle a commencé à cuisiner davantage, elle fait maintenant de l'exercice deux fois par semaine, elle mange moins au restaurant, etc. On a souvent tendance à mettre le focus sur un élément, mais comme les aliments sont constitués de plusieurs nutriments, il y a fort à parier que si vous supprimez un aliment de votre assiette, d'autres changements se font en même temps, sans que vous vous en rendiez compte. Ainsi, si vous vous sentez mieux, cela ne peut pas constituer une preuve que

c'est l'élément en question qui était problématique. Trop de facteurs ont été modifiés en même temps.

Finalement, pour tenter de répondre à ces critiques, certains charlatans essaient de généraliser les résultats en combinant plusieurs expériences personnelles. Par exemple, une blogueuse propose un nouveau régime qui, selon elle, guérit le diabète. Son régime est populaire et des milliers de personnes l'adoptent. Sur son site, on peut lire plus d'une centaine de commentaires de personnes disant avoir été guéries depuis qu'elles ont changé leur alimentation et remercient la blogueuse. Est-ce une preuve de l'efficacité de la méthode ? Bien sûr que non, même en oubliant le fait qu'elle peut choisir d'afficher seulement les commentaires positifs ou carrément en inventer. À cause de tous les points abordés plus haut, j'espère que vous comprenez qu'on ne peut pas combiner des expériences personnelles, même des centaines, et affirmer que c'est aussi valable qu'une étude scientifique, parce que trop de facteurs n'ont pas été pris en compte.

LE CHARLATAN SE POSITIONNE COMME L'AUTORITÉ EN LA MATIÈRE

Il est normal de se fier à des experts et d'avoir confiance dans les propos d'une personne quand celle-ci a souvent eu raison dans le passé. Par contre, personne ne détient la vérité absolue, et les experts peuvent se tromper, eux aussi. Ainsi, quand quelqu'un utilise comme argument : « C'est vrai parce que je l'ai dit » ou « C'est vrai parce que des experts l'ont dit », la petite lumière du scepticisme devrait s'allumer dans votre esprit.

Les charlatans savent que plus ils ont l'air crédibles, plus ils vont gagner la confiance des gens qu'ils veulent influencer. Ainsi, ils peuvent utiliser des stratagèmes pour enrober leurs propos de crédibilité. À la page suivante, je vous présente cinq trucs pour avoir l'air d'un expert de la nutrition, sans avoir à étudier quoi que ce soit.

Mais les associations avec la science ne constituent pas la seule façon dont les charlatans peuvent s'enrober de crédibilité. Le public peut considérer une personne crédible simplement parce qu'elle est populaire, parce qu'elle semble vouloir aider les gens ou même parce qu'elle est belle. Ces facteurs peuvent même être plus importants que ses propos[5]. Bref, avoir étudié la nutrition à un niveau universitaire n'a pas nécessairement de poids quand les gens évaluent la crédibilité de leur source[6]. (Ouch !)

Attention : un charlatan peut être un scientifique de formation. Il peut même être un professionnel de la santé. Cela ne lui confère malheureusement pas une immunité contre la *bullshit*. J'ai vu tellement de spécialistes en divers domaines scientifiques dire n'importe quoi en nutrition... En utilisant leur titre comme un gage de crédibilité, ils embarquent les gens dans toutes sortes de diètes farfelues dont les effets n'ont jamais été prouvés chez l'humain. Ce qui veut dire que peu importe qui nous donne l'information, on devrait toujours se questionner. Heureusement, il existe des mécanismes qui sont mis en place pour que les professionnels de la santé respectent un certain niveau de compétence.

5 trucs pour avoir l'air d'un expert en nutrition

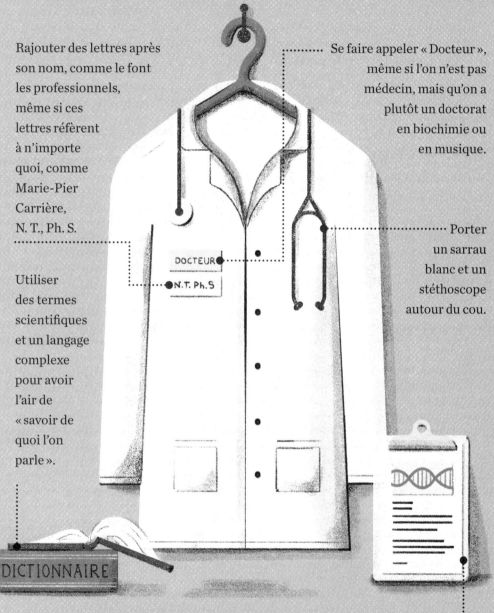

Rajouter des lettres après son nom, comme le font les professionnels, même si ces lettres réfèrent à n'importe quoi, comme Marie-Pier Carrière, N. T., Ph. S.

Se faire appeler « Docteur », même si l'on n'est pas médecin, mais qu'on a plutôt un doctorat en biochimie ou en musique.

Porter un sarrau blanc et un stéthoscope autour du cou.

Utiliser des termes scientifiques et un langage complexe pour avoir l'air de « savoir de quoi l'on parle ».

DOCTEUR

N.T. Ph.S

DICTIONNAIRE

Bombarder les gens de références scientifiques qui soutiennent supposément nos propos. On peut même être sélectifs et ne conserver que les études qui appuient notre hypothèse, même si celles-ci ne sont pas vraiment crédibles ou qu'elles ont été effectuées sur des cellules ou sur des rats.

Un ordre professionnel pour protéger le public

Il existe 46 ordres professionnels au Québec[7]. Les infirmières en ont un, les médecins et les pharmaciens aussi, pour ne nommer que ceux-là. Pour porter le titre de nutritionniste, de diététiste ou de diététicien, il faut absolument faire partie de l'Ordre professionnel des diététistes du Québec (OPDQ) et avoir suivi une formation universitaire dans le domaine[8]. Cependant, de nombreuses personnes qui ne peuvent utiliser ces termes parce qu'elles ne répondent pas à ces critères conseillent tout de même les gens sur leur alimentation. Plusieurs termes qui « font sérieux » ont ainsi fait leur apparition, comme « nutritérapeuthe », « conseiller/coach/expert en nutrition » ou « praticien en gestion du poids ». N'importe qui peut, du jour au lendemain, se décrire en ces termes.

La mission d'un ordre professionnel est de protéger le public, pas de protéger ses membres. Il joue un peu le rôle de police en s'assurant que ses membres respectent les règlements et qu'ils exercent leur profession comme il se doit. Ainsi, si un professionnel pratique d'une mauvaise façon, qu'il trompe les consommateurs ou qu'il manque de compétences, bref, qu'il *bullshite*, il peut être sanctionné et même radié. Il ne pourra alors plus pratiquer, soit pour un temps

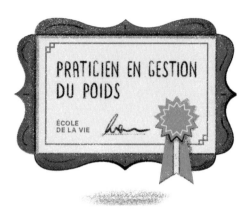

limité ou de façon permanente. On peut également porter plainte contre un professionnel de la santé qui est membre d'un ordre. Ainsi, les ordres professionnels permettent au moins de doter d'un certain niveau de crédibilité légitime les professionnels de la santé qui en sont membres.

EXEMPLE 1

Les tomates sont riches en lycopène, c'est le nutritionniste urbain qui l'a dit ! (C'est vrai parce que l'on a mesuré la concentration de molécules, pas parce que je l'ai dit.)

EXEMPLE 2

J'ai lu une lettre, dans le journal, qui disait qu'il faut couper tout le sucre de notre alimentation parce que c'est un poison. Elle était signée par 10 médecins. Ce n'est pas rien quand même !

EXEMPLE 3

Plusieurs experts sont d'avis que...

C'est vrai !
C'est écrit dans un livre !

On accorde encore beaucoup de crédibilité aux livres. Pourtant, que des propos soient imprimés ne prouve absolument pas qu'ils soient vrais. En 2006, des chercheurs ont voulu évaluer la véracité de propos nutritionnels tenus dans des livres populaires portant sur la nutrition et la perte de poids. À l'époque, le South Beach Diet, un régime supposément miraculeux, était en train de perdre en popularité. Le livre, qui s'était vendu à plus de sept millions d'exemplaires, offrait une panoplie de conseils pour perdre du poids. L'équipe a analysé 42 faits « scientifiques » énoncés dans la publication. Parmi ceux-ci, 33 % étaient étayés par des résultats scientifiques, 17 % ne l'étaient pas et 43 % faisaient l'objet d'un débat scientifique. Il est à noter que 7 % des faits « scientifiques » n'avait aucune étude pour les appuyer[9]. Évidemment, l'étude commence à dater, mais il s'agit tout de même d'un travail colossal effectué par les auteurs. Au nombre de livres populaires publiés chaque année sur le sujet, il serait impossible de toujours procéder à ce genre d'analyse. Pourtant, ce que les résultats démontrent, c'est que beaucoup de « n'importe quoi » peut circuler, même lorsque c'est écrit dans un livre. Il ne s'agit donc pas d'un gage de qualité !

Dans *The Gluten Lie And Other Myths About What You Eat*, Alan Levinovitz amène d'ailleurs la réflexion intéressante que si l'argent investi dans l'achat de *best-sellers* frauduleux servait plutôt à soutenir des groupes de recherche, cela permettrait peut-être de se rapprocher davantage de vraies solutions pour différents problèmes de santé[10].

LE CHARLATAN PRÉTEND QUE LA SCIENCE MODERNE NE PEUT PAS PROUVER QUE SES PROPOS SONT FAUX

Il arrive parfois qu'on ne puisse prouver quelque chose. La seule conclusion valable, à ce moment, est de dire qu'il est impossible de le prouver, pour le moment. Mais cela n'arrête pas le charlatan. Pour lui, si l'on ne peut pas prouver que ce qu'il avance est faux, c'est que c'est nécessairement vrai. Ou, au contraire, si l'on ne peut pas prouver que quelque chose est vrai, c'est que c'est nécessairement faux.

Votre sang est-il acide ?

Vous avez peut-être déjà entendu parler de la diète alcaline ou de l'équilibre acido-basique. En gros, c'est un concept pseudo-scientifique selon lequel les aliments que l'on consomme peuvent acidifier notre sang ou le rendre plus alcalin, bref affecter le pH sanguin. Les tenants de ce régime expliquent qu'en Amérique du Nord on consomme trop d'aliments acidifiants, comme les produits laitiers et céréaliers, et pas assez d'aliments alcalinisants, comme les fruits et les légumes. Ainsi, cela contribuerait à acidifier le sang et c'est

ce qui expliquerait de nombreuses maladies liées au mode de vie. Selon ceux qui croient à cette diète, cette acidité serait une cause de l'ostéoporose. Leur hypothèse prétend que comme notre sang s'acidifie avec notre alimentation, le corps doit libérer du calcium pour équilibrer le pH. Ainsi, plus l'on mange d'aliments acidifiants, plus notre sang est acide et plus le corps doit utiliser le calcium des os pour pallier le problème. Ce qui favoriserait l'ostéoporose.

Comme vous le voyez, ces propos ont une apparence scientifique, ils semblent logiques, mais ce ne sont que des hypothèses. Plusieurs études se sont penchées sur la question et il n'a jamais été possible de prouver que le pH du sang fluctue selon notre consommation d'aliments. Cela n'allait toutefois pas arrêter les tenants du régime. En effet, ceux-ci expliquent à présent que l'on ne pourra jamais le prouver scientifiquement... Et pour l'expliquer, ils utilisent de nouveaux arguments pseudo-scientifiques.

Voyez-vous, le pH de notre sang doit toujours rester dans un intervalle très strict entre 7,35 et 7,45. On peut mourir si l'on en sort. Donc, chaque fois que le pH tend à fluctuer, notre corps met en place des mécanismes pour le garder dans cet intervalle, ce qui signifie, selon les adeptes de ce régime, que nos os perdent du calcium. Notre corps est tellement efficace pour pallier ce déséquilibre qu'on ne pourra jamais mesurer aucun changement de pH… Bref, selon eux, la science ne peut pas infirmer cette théorie de l'acidification du sang. On devrait donc croire leur propos, sans exiger de preuves scientifiques.

Étant donné que, selon leurs dires, on ne peut utiliser le pH sanguin pour prouver que l'alimentation l'influence, de nombreuses études ont vérifié si le fait de manger « acidifiant » pouvait augmenter les risques d'ostéoporose. Résultat ? Rien n'indique que ce soit le cas[11, 12].

Le fardeau de la preuve

Cela m'amène à un autre point important. Dans l'exemple que je viens de vous soumettre, on a affaire à des individus qui avancent une hypothèse sans la prouver. Le fardeau de la preuve retombe ainsi sur le dos des scientifiques qui doivent effectuer le travail s'ils veulent valider l'affirmation. Mais techniquement, si l'on veut vraiment être crédibles et sérieux, quand on avance un propos, il faudrait au moins être capables de prouver la véracité de ce que l'on dit.

Cependant, certains charlatans déplacent le fardeau de la preuve sur la personne avec qui ils argumentent. C'est vraiment de la *bullshit* parce que, selon cette logique, tout le monde pourrait dire n'importe quoi, n'importe quand, sans jamais avoir à prouver quoi que ce soit.

5 **LE CHARLATAN ATTAQUE SES OPPOSANTS PLUTÔT QUE D'ATTAQUER LEURS PROPOS**

Parfois, le charlatan est à court d'arguments. Alors, plutôt que de répondre aux propos, il s'attaque directement à la personne qui les a énoncés. Le but est de détourner la conversation et de discréditer son vis-à-vis. Il peut, par exemple, s'attarder au genre, à l'orientation sexuelle, à l'origine ethnique, à la religion, à l'apparence corporelle, à des croyances politiques ou à des traits de personnalité, alors que ces éléments n'ont aucun lien avec le sujet de l'argumentation.

 (EXEMPLE 1)

Votre cousin végétalien vous dit que l'élevage des animaux, pour la consommation humaine, génère beaucoup de gaz à effet de serre et que, pour l'environnement, ce serait bien de manger moins de viande.

Vous lui répondez : « C'est normal que tu dises ça, tu es végétalien et tu veux seulement protéger les animaux. »

(Le fait n'est pas plus ou moins vrai parce que la personne qui l'énonce mange ou ne mange pas de viande.)

(EXEMPLE 2)

Dans un article, j'expliquais qu'il est rarement nécessaire de consommer des poudres de protéines puisque la majorité des Québécois comblent déjà leurs besoins et que celles-ci auront probablement peu d'effet sur la masse musculaire. Un *coach* mécontent de mes propos s'est contenté de répondre : « Il a oublié de dire qu'il n'a pas de biceps. »

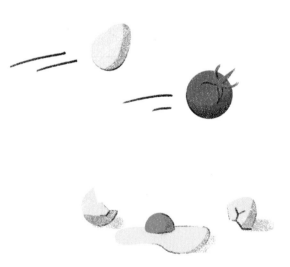

LE CHARLATAN PRÉTEND QUE SI QUELQUE CHOSE EST POPULAIRE OU TRÈS ANCIEN, C'EST QUE C'EST VRAI

Je me répète encore, mais si l'on veut prouver que ce que l'on dit est fondé, on a besoin de la science. Mais le charlatan a un problème : ce qu'il dit n'est pas soutenu par des preuves scientifiques rigoureuses. Que fait-il pour se sortir de ce pétrin ? Il « prouve » ses arguments autrement.

Par exemple, deux sophismes fréquemment utilisés sont l'appel à la tradition et le recours à la popularité. Dans le premier cas, on affirme qu'une croyance ou une pratique est vraie ou efficace parce qu'elle est ancienne. Dans le second, le charlatan estime que si la croyance ou la pratique est populaire, c'est parce qu'elle est vraie et efficace.

Évidemment, ce n'est pas parce que d'autres l'ont fait avant nous que cela indique quoi que ce soit à propos de sa véracité ou de son efficacité. D'autant plus que le contexte contemporain n'a pas nécessairement rapport avec le contexte d'alors. Ce qui était justifiable par le passé ne l'est pas toujours aujourd'hui. Et même si tout le monde croit quelque chose, rien ne nous prouve que ce soit réellement vrai.

EXEMPLE 1

Faites comme des millions de personnes et profitez des bienfaits de notre eau ionisée sur votre santé !

EXEMPLE 2

Près de 80 % des Canadiens ont consommé des produits de santé naturels l'an dernier. C'est donc que ceux-ci sont efficaces.

EXEMPLE 3

L'humain a toujours mangé de la viande, donc manger « végé » n'est pas une bonne idée.

EXEMPLE 4

Ce superaliment, que vous devriez ajouter à votre alimentation, était déjà connu des Incas, qui le consommaient pour ses nombreux bienfaits sur la digestion.

LE CHARLATAN FAIT DE FAUSSES ANALOGIES

Utiliser une analogie pour expliquer un concept n'est absolument pas grave. Au contraire, cela nous permet souvent de mieux comprendre. Le problème survient lorsque l'analogie n'a pas vraiment de lien avec l'argument avancé ou lorsque les différences entre la réalité et l'image déforment notre compréhension.

(EXEMPLE 1)

Notre corps est une machine, comme une voiture, et il s'encrasse de saletés qu'il faut nettoyer en faisant des cures détox. (Contrairement à une voiture, nous avons des organes qui « nettoient » notre corps au fur et à mesure.)

(EXEMPLE 2)

L'estomac est un milieu sombre, chaud et humide, comme un marais, dans lequel le sucre des fruits peut fermenter si ces derniers y passent trop de temps. Pour cette raison, on ne doit jamais manger de fruits au moment du repas, car cela ralentit la digestion et favorise la fermentation. (Contrairement à un marais, notre estomac est tellement acide que la grande majorité des bactéries n'y survivent pas et ne peuvent pas fermenter nos aliments.)

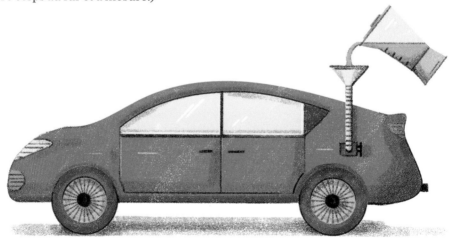

8 LE CHARLATAN EXTRAPOLE L'EFFET DES NUTRIMENTS AUX ALIMENTS QUI LES CONTIENNENT (ET VICE-VERSA)

C'est une erreur d'argumentation très fréquente dans le domaine de la nutrition, surtout à cause du focus mis sur les nutriments (#nutritionnisme). Ici, le charlatan, ou la personne qui n'a pas lu le chapitre 3 de ce livre, indique que si quelque chose est vrai du tout (aliment), alors il est vrai de ses parties aussi (nutriment). Le contraire est également un mauvais argument.

EXEMPLE 1

Manger des fruits et des légumes riches en antioxydants est bon pour la santé, donc manger des antioxydants est bon pour la santé.

EXEMPLE 2

Le calcium est nécessaire à la santé des os, donc manger ce biscuit auquel on a ajouté du calcium va renforcer nos os.

EXEMPLE 3

Dans le pain commercial d'un restaurant, on retrouve un additif utilisé dans la fabrication de tapis de yoga. Donc, manger de ce pain, c'est comme manger du tapis de yoga. (L'eau est aussi utilisée dans la fabrication du tapis de yoga et du pain, pourtant personne n'en parle !)

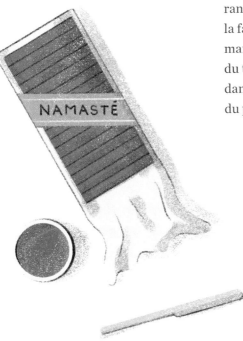
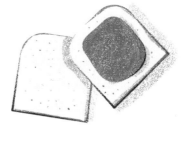

LE CHARLATAN CLASSE LES ALIMENTS ET LES NUTRIMENTS EN DEUX CATÉGORIES : LES BONS ET LES MAUVAIS

Il s'agit ici d'une stratégie argumentative appelée « faux dilemme ». Le but du charlatan est de faire croire qu'il n'existe qu'un nombre précis de réponses à une question. Souvent, le charlatan n'en propose que deux.

En alimentation, par exemple, cela se traduit par les « bons » et les « mauvais » aliments ou nutriments. Soit c'est essentiel pour la santé, soit c'est un poison. Pourtant, comme je l'ai expliqué précédemment, il est faux de croire qu'un nutriment ou un aliment puisse régler ou causer une maladie. Souvent, les nutriments jouent de nombreux rôles dans notre corps, dont plusieurs que l'on ne connaît même pas. Et le contexte peut tout changer, tel que le démontre un petit sondage mené par des chercheurs américains, en 1996[13] et que j'ai également fait avec les abonnés de ma page Facebook, plus récemment. Même si mon expérience n'était pas du tout scientifique, je suis arrivé à des conclusions semblables. Voici la question :

Vous êtes sur une île déserte pendant un an et vous n'avez accès qu'à un seul aliment, à volonté. Lequel serait le meilleur pour votre santé entre la luzerne, le chocolat, le hot dog et les épinards ? Sur plus de 1000 réponses obtenues, les gens ont choisi, dans cet ordre, les épinards (33 %), les pousses de luzerne (24 %), le hot dog (23 %) et le chocolat (18 %).

Pourquoi ? Parce que, pour nous, les épinards et les pousses de luzerne sont de « bons » aliments, alors que le hot dog et le chocolat sont « mauvais ». Pourtant, sur une île déserte, le but est d'avoir accès à suffisamment de calories. On doit survivre ! Ainsi, c'est le hot dog qui aurait été le meilleur choix. Pour combler nos besoins alimentaires avec des feuilles, il faudrait mâcher des dizaines de kilos d'épinards ou de luzerne.

Bref, selon le contexte, un aliment peut être plus intéressant qu'un autre. Aucun aliment n'est réellement « bon » ni réellement « mauvais ». C'est donc un faux dilemme (et une erreur !) de présenter les aliments selon ces extrêmes. Ils se trouvent généralement dans un spectre plus large. La nutrition, c'est au moins 50 nuances de gris.

LE CAS DES CÉLÉBRITÉS

Je ne peux parler de la pseudo-science et passer sous silence un phénomène qui touche le domaine de la nutrition : les célébrités et les gourous du bien-être, sans formation dans le domaine, qui se mettent à vendre des produits et à donner des conseils sur la santé et l'alimentation. Dans *Is Gwyneth Paltrow Wrong About Everything?*, Timothy Caulfield avance d'ailleurs que les célébrités sont devenues l'une des sources les plus influentes en matière de pseudo-science[14].

Le pire, c'est que je suis persuadé que la plupart de ces nouveaux gourous du bien-être croient réellement offrir une solution. Ce sont des charlatans qui s'ignorent ! On parle souvent du fait que les médias envoient une image irréaliste de ce à quoi un beau corps doit ressembler. Or, les vedettes, elles, sont carrément obligées de projeter une image qui correspond aux standards de beauté du moment. Elles sont donc, à la base, des consommatrices de ces diètes, détox, régimes et autres méthodes amaigrissantes. Puis, elles se transforment, parfois sans le vouloir, en porte-étendards lorsque leurs « succès » (qui sont souvent éphémères) sont présentés sur les tapis rouges des galas.

À titre d'exemple, Beyoncé, en 2015, a participé à une campagne publicitaire présentée à *Good Morning America*[15]. Selon les propos de l'animatrice, la vedette allait parler devant la caméra, pour la première fois, de cette nouvelle diète qui lui permet d'être aussi belle et mince, voire *bootylicious*. Queen B explique : « Je ne suis pas naturellement la plus mince des femmes. J'ai des courbes. Je suis fière de mes courbes. Mais j'ai des difficultés, depuis mon jeune âge, avec les diètes. Et trouver quelque chose qui fonctionne vraiment, qui maintient le poids, a été difficile pour moi. » Sa méthode ? Le *22-Day Revolution*, qui n'est ni plus ni moins qu'une diète basée sur les végétaux. Manger végé n'est pas dangereux, mais je trouve que cet exemple illustre bien comment les vedettes peuvent être amenées à promouvoir ces produits et services. D'ailleurs, dans cette même émission, on apprenait que Beyoncé se lançait en affaires avec M. Borges, le créateur de la *22-Day Revolution*, pour offrir un service de livraison de repas végétaliens.

Suivre la diète d'une vedette est probablement une mauvaise idée. Généralement, son seul objectif est de rester mince, pas d'être en santé[16]. Tout comme de nombreuses personnes dans la « vraie vie ». Sauf que, comme nutritionniste, je sais très bien que santé n'égale pas minceur et que beaucoup de gens nuisent à leur santé en essayant de perdre du poids. L'exemple est peut-être extrême, mais fumer peut aider à perdre du poids. Si le seul objectif est d'être mince, cette méthode peut fonctionner. Comme la nourriture a moins de goût (le tabagisme réduit notre perception des saveurs) et que notre corps doit dépenser plus d'énergie pour éliminer les déchets générés par la cigarette, c'est super efficace pour la perte de poids ! Et pour le cancer des poumons. Minceur n'égale pas toujours santé.

Cela étant dit, j'ai l'impression que la plupart de ces nouveaux régimes jouent la carte de la santé plutôt que celle de la perte de poids. À force de sensibiliser le public sur l'importance de l'acceptation corporelle, il est peut-être de plus en plus mal perçu de dire que l'on fait une diète pour perdre du poids. Par contre, modifier son alimentation pour des raisons de santé est devenu socialement acceptable. Ainsi, ces tendances, modes et régimes alimentaires restrictifs peuvent servir d'exutoire à des gens qui cherchent à restreindre ou à contrôler leur alimentation. Ces diètes peuvent déclencher une relation malsaine avec leur corps et avec les aliments, mais elles peuvent leur permettre de vivre leurs troubles alimentaires au grand jour, sans avoir à se cacher, avec l'approbation de leurs pairs. Cependant, les conséquences n'en sont pas moins graves. Évidemment, je ne dis pas que toutes les personnes qui décident de suivre des modes alimentaires souffrent de troubles alimentaires, mais si des gens de votre entourage excluent des aliments de leur alimentation ou s'astreignent à des règles strictes, il faut se poser des questions (voir « Orthorexie », page 22).

Mais si ça fonctionne ?

Dans le domaine de la pseudo-science, beaucoup de charlatans tentent d'appâter les gens en leur promettant des résultats miraculeux. S'ils trouvent un public, c'est parce que plusieurs personnes cherchent des solutions à leurs problèmes et ne les trouvent pas ailleurs. Malgré tout ce que je vous ai expliqué sur la science et la pseudo-science, une question subsiste peut-être à votre esprit. « Oui, mais qu'est-ce que je fais si un remède qui n'est pas prouvé comme efficace par la science fonctionne pour moi ? »

Évidemment, je ne peux pas vous conseiller selon votre cas particulier, mais j'ai toujours la même réflexion face à cette interrogation. Si vous avez un problème de santé, allez consulter un professionnel de la santé. Se tourner vers des cures prétendument miraculeuses peut retarder la consultation, ce qui laisse au problème du temps pour s'aggraver. S'il est vrai que la médecine moderne n'a pas réponse à tout, elle dispose quand même d'outils qui permettent de résoudre plusieurs problèmes.

Si vous avez essayé les remèdes et les traitements de la médecine moderne et que vous n'avez pas trouvé de solution, il est possible que vous décidiez de vous tourner vers des méthodes alternatives. Cependant, la question à se poser est de savoir si cette méthode est au moins sécuritaire. Donc, tant mieux si une méthode qui n'a pas été prouvée par la science, mais qui est sans danger, vous fait du bien. Par contre, je vous encourage tout de même à rester sceptique en tout temps et à trouver un professionnel de la santé qui sera prêt à vous écouter et à vous épauler si vous décidez d'emprunter une voie moins traditionnelle.

En bref

Le domaine de la nutrition est truffé de pièges que les charlatans vous tendent pour tenter de vous extirper quelques
dollars. La science étant considérée comme un outil fiable
pour répondre aux questions liées à la santé, plusieurs
essaient d'utiliser sa légitimité pour faire croire que ce
qu'ils avancent est vrai. Ces derniers pratiquent « l'art »
de la pseudo-science.

Heureusement pour nous, les discours de ces *bullshiteurs*
suivent souvent les mêmes canevas et utilisent des stratégies
similaires pour tromper les consommateurs. Ainsi, en appre-
nant à repérer ces pièges, il est facile de démonter leurs faux
arguments et de se protéger contre le « n'importe quoi ».

Voici donc 9 pistes qui devraient vous aider à faire le ménage
dans tout ce bruit ambiant. Si un charlatan tente de vous
convaincre que ses propos nutritionnels sont véridiques
et qu'il répond à l'un des critères suivants, cela ne veut pas
nécessairement dire que ce qu'il avance est faux. Par contre,
une petite lumière devrait s'allumer dans votre tête et votre
scepticisme devrait être à son maximum.

Il joue avec vos émotions.
Il utilise des termes
comme poison, toxine ou
miracle.

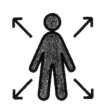

Il généralise son
expérience personnelle
à tout le monde.

Il se positionne
comme une autorité
en la matière.

Il prétend que l'on
ne peut pas infirmer
ses propos avec la
science moderne.

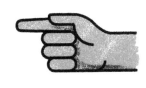

Il attaque personnel-
lement son opposant,
plutôt que d'en attaquer
les arguments.

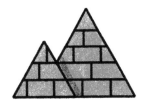

Il prétend que si quelque
chose est populaire ou
très ancien, c'est que
c'est vrai.

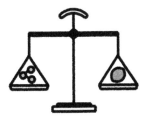

Il extrapole l'effet des
nutriments aux aliments
qui les contiennent
(et vice-versa).

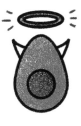

Il classe les aliments et
les nutriments en deux
catégories : les bons ou les
mauvais, les indispensables
ou les dangereux.

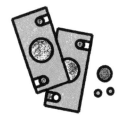

Il veut vous vendre
la solution à votre
problème.

BULLSHIT NUTRITIONNELLE

Bannir le gluten est bénéfique pour tous

Pour tester vos nouvelles connaissances, je vous propose ici des cas où la pseudo-science et le charlatanisme ont eu un grand rôle à jouer. Vous trouverez 💡 une icône chaque fois qu'une des caractéristiques dont je viens de vous parler apparaît.

Il y a 10 ans, si quelqu'un avait prononcé le mot gluten pendant un souper de famille, je ne suis pas certain que la majorité des convives aurait compris de quoi il s'agissait. Pourtant, au début des années 2010, ce terme a commencé à gagner le discours public. Aujourd'hui, c'est un mot que l'on peut lire ou entendre assez fréquemment, surtout négativement. Pour beaucoup, il s'agit d'une composante des aliments qui semble néfaste et que tout le monde devrait exclure, d'où la montée en popularité du « sans gluten ». Mais je me demande à quel point les gens comprennent ce que c'est. Pour moi, la mode – oui, c'est une mode, peu importe ce que les gourous du bien-être essaient de vous faire croire – du sans gluten est un exemple parfait de pseudo-science.

UN PEU DE SCIENCE...

Le gluten est une protéine que l'on retrouve dans le blé, l'épeautre, le kamut, le seigle, l'orge et le triticale. Ainsi, les produits qui contiennent une de ces céréales vont aussi contenir du gluten. L'avoine ne contient pas naturellement de gluten, mais on y trouve souvent des traces parce qu'elle est traitée dans des installations où se retrouvent d'autres céréales, comme le blé.

La majorité des gens digère le gluten sans problème. Cependant, chez certaines personnes, il s'avère être une composante problématique de leur alimentation, comme celles atteintes de la maladie cœliaque. Il s'agit d'une maladie auto-immune où le corps réagit de façon anormale en présence du gluten. Lorsque ces personnes en consomment, il se produit une réaction inflammatoire pouvant endommager la paroi de l'intestin et nuire à l'absorption des nutriments.

Les gens atteints de cette maladie peuvent, entre autres, présenter des symptômes comme de la diarrhée, de la constipation, une perte de poids, des maux de ventre, des ballonnements, de l'anémie et de la fatigue. Comme vous le voyez, ce sont des symptômes assez communs. Il existe toutefois des tests médicaux qui permettent de déterminer si l'on a ou non la maladie cœliaque.

On estime qu'environ 1 % des Canadiens souffre de cette maladie[17]. Pour eux, il n'existe aucun autre traitement connu, jusqu'à présent, que de bannir de façon permanente le gluten de leur alimentation. Ils se sentent généralement beaucoup mieux et les symptômes disparaissent. 💡 Mais ce n'est pas parce que quelqu'un qui a la maladie cœliaque va mieux après avoir exclu le gluten que tout le monde obtiendra le même effet. Pourtant, à en croire certains gourous de la santé qui le présente comme un poison, ce serait le cas.

Dans les dernières années, on a également commencé à parler de la sensibilité au gluten non cœliaque. Certaines personnes se sentiraient mieux lorsqu'elles retirent le gluten de leur alimentation, même si elles n'ont pas la maladie cœliaque. On estime en ce moment qu'entre 3 % et 6 % des gens pourraient être dans ce cas, mais cette sensibilité est encore mal comprise et même controversée.

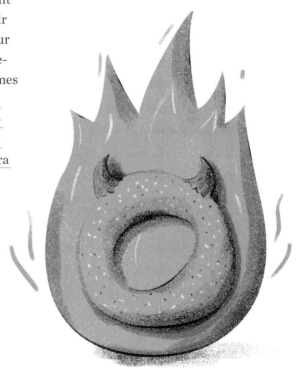

QUAND ÊTRE MALADE
EST À LA MODE

En additionnant ceux qui sont atteints de la maladie cœliaque et ceux qui pourraient présenter un autre type de sensibilité, on obtient un maximum de 7 % des Canadiens qui pourraient bénéficier d'un régime « sans gluten ». Pourtant, Santé Canada estimait qu'une personne sur trois recherchait des produits sans gluten, en 2013[18]. Ces gens les perçoivent comme meilleurs pour la santé, même sans maladie cœliaque ni intolérance au gluten. 💡 Est-ce que tant de personnes peuvent se tromper ? Oui. Et l'industrie agroalimentaire profite de cette manne. En 2013, 15,4 % des nouveaux produits lancés portaient la mention « sans gluten »[19].

Il est certain que ceux qui vantent l'alimentation sans gluten comme étant la solution à de très nombreux problèmes de santé possèdent une part de responsabilité dans cette popularité. Le problème, c'est qu'il n'y a aucune preuve crédible démontrant que diminuer sa consommation de gluten ou le bannir complètement de son alimentation est bénéfique si l'on ne souffre pas de la maladie cœliaque.

Alors pourquoi autant de gens disent se sentir mieux quand ils excluent le gluten de leur alimentation ? Évidemment, on ne peut retirer 💡 l'effet placebo de l'équation. Un certain nombre de personnes se sentent mieux simplement parce qu'elles posent un geste pour améliorer leur santé.

De plus, on estime que 90 % des gens atteints de la maladie cœliaque ne sont pas diagnostiqués, ce qui représente 0,9 % de la population générale. Prenons tous ceux qui décident de bannir le gluten de leur alimentation parce qu'ils éprouvent des symptômes s'apparentant à une sensibilité, comme des maux de ventre. Dans ce groupe, le pourcentage des gens qui souffrent réellement de la maladie cœliaque, mais qui n'ont pas été diagnostiqués, doit être plus grand que 0,9 %.

Ainsi, parmi les gens qui se sentent mieux après avoir exclu le gluten, 💡 il y a sûrement un certain pourcentage de gens cœliaques, mais non diagnostiqués. Rien de miraculeux. Ces gens auraient reçu un diagnostic en passant par le processus médical.

Cette sensibilité pourrait également être causée par d'autres composantes de l'alimentation. Par exemple, dans le cas de la sensibilité au gluten non cœliaque, certaines recherches laissent croire que les fructanes, une autre composante du blé, seraient en partie la cause des symptômes chez ces personnes. Ainsi, 💡 les gens qui retirent le gluten retirent le blé et les fructanes qu'il contient et se sentent mieux. Mais est-ce le gluten ou les fructanes ? Impossible de le savoir : les aliments contiennent plusieurs molécules[20] !

Un autre facteur possible : 💡 la personne a modifié d'autres éléments de son alimentation. Par exemple, si elle abandonne le gluten, il est tout à fait possible qu'elle mange moins d'aliments ultra-transformés (car plusieurs contiennent du gluten), qu'elle cuisine davantage ou qu'elle aille moins souvent au restaurant de crainte d'y être exposée. Comment savoir, alors, ce qui a causé les bienfaits ? Est-ce vraiment le retrait du gluten ou les autres changements alimentaires ?

Bref, toutes ces expériences personnelles ne constituent pas la preuve que tout le monde devrait exclure le gluten de son alimentation. 💡 Il y a trop de facteurs non vérifiés. Si vous pensez être sensible au gluten, je vous suggère d'abord de consulter votre médecin, au moins pour tenter de trouver ce qui cause votre problème, avant de vous auto-diagnostiquer.

BULLSHIT NUTRITIONNELLE

Détox

Un des arguments classiques des charlatans affirme que le milieu médical et les professionnels de la santé ont tout intérêt à garder les gens malades pour gagner de l'argent. De l'autre côté, ces charlatans se positionnent souvent comme étant là pour votre santé, pas pour l'argent. Pourtant, ces gens gagnent aussi de l'argent en vous vendant des produits et des services. Le marché des jus détoxifiants serait d'ailleurs estimé à plus de cinq milliards de dollars[21].

Et plus grave encore : leurs conseils sont rarement étayés par la science.

Le concept de détox n'est pas nouveau. Dans l'histoire, on l'a connu sous de nombreux visages, mais le *modus operandi* est toujours le même. Le mode de vie actuel serait rempli ·ᣟ· de poisons, de toxines, de polluants, et notre corps s'encrasserait de déchets dont il n'arrive pas à se débarrasser. Un peu ·ᣟ· comme on se lave tous les jours pour éliminer la saleté, les tenants de la détox prétendent que l'on doit aussi purifier notre organisme par différentes méthodes.

Si vous cherchez un peu sur le net, vous risquez de trouver de nombreuses recettes à faire à la maison. C'est ce que je surnomme les « détox de grand-mère », des ·ᣟ· supposés remèdes connus depuis longtemps qui aident à « nettoyer le corps » et à se détoxifier. On retrouve à peu près toujours des ingrédients acides, comme du citron ou du vinaigre de cidre, et des ingrédients piquants comme du piment. C'est comme si l'on avait l'impression que ·ᣟ· tout ce qui brûle, qui chauffe et qui est acide contribue à bien déloger la saleté et à faire fondre le gras... Si ça fait mal, c'est que ça fonctionne !

La version la plus populaire des détox, au moment d'écrire ces lignes, est certainement celle des jus de fruits, de légumes, d'herbes et d'épices, souvent pressés à froid, crus ou biologiques, présentés dans de belles bouteilles transparentes qui montrent leur contenu coloré. En gros, les fabricants vous recommandent de couper plusieurs aliments de votre alimentation et de les remplacer par leurs jus, pendant quelques jours. Ceux-ci auraient le pouvoir de détoxifier le corps, de redonner de l'énergie, d'offrir une pause à l'organisme ou même de rendre votre peau rayonnante et de vous donner des cheveux en santé. Oui, ces fausses promesses sont bel et bien celles d'un fabricant !

BUVEZ L'ARC-EN-CIEL !

La mode des détox est populaire parce qu'il nous plaît de croire que nous avons besoin de nous nettoyer comme des tuyaux de plomberie, mais surtout parce qu'elles procurent un effet qui donne l'illusion que ça marche : elles font perdre du poids.

Comme ces cures de jus contiennent très peu de calories, ceux qui les suivent peuvent perdre du poids assez rapidement. Mais au risque de détruire vos illusions, ces chutes subites du chiffre indiqué sur la balance proviennent généralement d'une perte d'eau et d'un peu de muscles, pas de la fonte de gras. C'est ce qui arrive quand on coupe les vivres à l'organisme. Ainsi, on a l'impression que cela nous nettoie parce que l'on voit les kilos disparaître. Et c'est si plaisant d'avoir l'illusion qu'il suffit de souffrir un petit peu, pendant quelques jours, pour effacer tout le reste et recommencer à neuf, plutôt que de changer complètement ses habitudes.

Mais dès que l'on retrouve ses habitudes alimentaires habituelles, le poids revient généralement à celui d'origine. Il s'agit d'ailleurs d'un des grands avantages des entreprises qui vendent des produits amaigrissants. Comme les bénéfices semblent réels pendant la cure, et qu'ils cessent quand on l'arrête, on ne met pas en doute leur efficacité. Si ça ne fonctionne pas, c'est notre faute, pas celle du produit. Il faut donc en acheter de nouveau pour perdre du poids.

On aurait envie d'y croire mais, en réalité, la science n'est pas au rendez-vous pour appuyer ces dires. En fait, le concept de « toxines » est un terme purement marketing. Oui, c'est vrai, notre corps produit des déchets au quotidien. Cela fait partie du processus normal de digestion et d'absorption des nutriments. Et, oui, la vie « moderne » nous expose à des toxines comme les pesticides, les contaminants et les polluants. Mais notre corps n'a pas besoin d'aide pour se purifier, se détoxifier ou se nettoyer. Le foie et les reins effectuent déjà ce travail avec brio. C'est leur rôle ! Et s'ils n'y arrivent pas, rendez-vous aux urgences les plus proches. Aucune bouteille de jus ne pourra remplacer des organes défectueux.

DES MINES ANTI-ESTIME PERSONNELLE

Les diètes miracles vont souvent avoir la même prémisse. Un groupe d'aliments ou de nutriments sont la cause de la prise de poids. Il suffit de couper les aliments ou les nutriments « fautifs » pour perdre du poids. Voilà la « preuve », selon ceux qui offrent ces produits ou ces services, que l'aliment ou le nutriment est à l'origine du problème, et que leur méthode à eux fonctionne. Évidemment, peu importe l'aliment supprimé de son alimentation, dès que l'on consomme moins de calories, on perd du poids. Ainsi, les diètes ont souvent l'air de faire rapidement effet. Sauf que l'on n'est pas fait pour vivre dans la restriction en permanence.

Et les anciennes habitudes reviennent inévitablement. Ainsi, on ne remet pas en question la méthode, car c'est lorsqu'on l'arrête que les kilos reviennent. Et l'on se blâme pour l'échec.

Si les cures détox n'avaient pour résultat que de vider le portefeuille des gens prêts à croire aux miracles, ce ne serait pas la fin du monde. Il est toutefois bien démontré que les produits amaigrissants contribuent à nous faire embarquer dans des cycles répétés de gain et de perte de poids et qu'ils détruisent l'estime de soi. C'est probablement ce qui me dérange le plus de ces cures. Je les perçois comme des bombes à retardement accessibles à tous, présentées comme une solution miracle et vendues à grande échelle. Pour certaines personnes, il suffira de les utiliser une seule fois pour établir une relation malsaine envers les aliments et leur corps, ou même engendrer un trouble alimentaire[22].

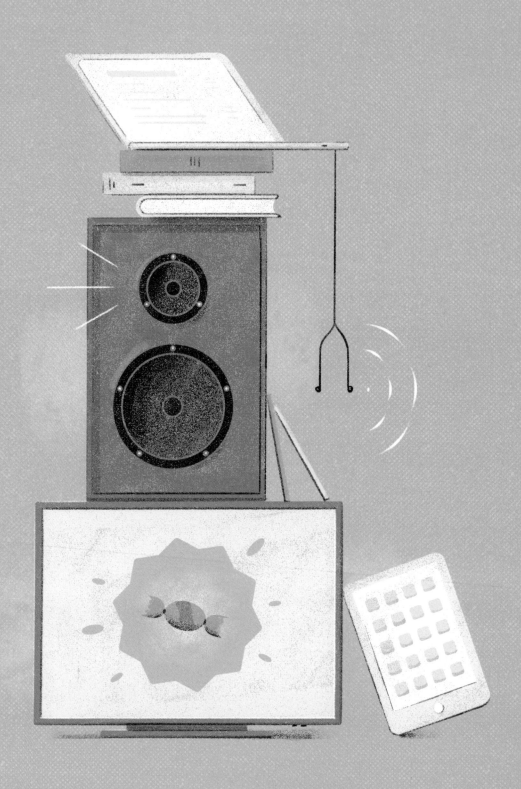

CHAPITRE 6

Les médias

Chaque jour, les médias rapportent les résultats de nouvelles études en nutrition qui semblent révolutionner le domaine. Ces études sont coiffées de titres sensationnalistes comme : « Ce tueur inconnu qui se trouve dans un aliment du quotidien » ou « Les scientifiques avaient tout faux au sujet de cet aliment. » Un jour, on nous dit que boire un verre de vin rouge est bon pour la santé et, le lendemain, qu'il augmente nos risques de cancer.

Comme je l'expliquais au début de ce livre, cette cacophonie nutritionnelle fait maintenant partie de notre quotidien et on la tient pour acquise. Pourtant, encore à la fin du 19ᵉ siècle, les découvertes scientifiques étaient surtout rapportées dans les journaux universitaires. La population n'était donc pas autant exposée aux dernières découvertes mais, rapidement, les médias grand public ont commencé à propager ces savoirs jusque-là réservés aux spécialistes.

Par exemple, Elmer Verner McCollum, un chercheur qui a notamment participé à la découverte des vitamines, a tenu une chronique sur la nutrition dans le magazine McCall's, de 1922 à 1946. Ancel Keys, qui s'intéressait au rôle du gras pour la santé du cœur, a publié plusieurs livres populaires, dès les années 1950, où il donnait des conseils pour mieux s'alimenter[1].

Mais à cette époque, l'intérêt pour la nutrition n'avait rien de comparable à celui d'aujourd'hui, si l'on se fie aux propos du chercheur Jean Mayer.

En 1969, M. Mayer était président de l'assemblée d'une conférence sur la nutrition et la santé, convoquée par le président des États-Unis. Dans son discours, il avait qualifié les Américains d'illettrés nutritionnels. Selon lui, ils ne connaissaient que très peu le sujet et ne s'y intéressaient pas[2].

Au Québec, dès le début des années 1970, des nutritionnistes ont commencé à intégrer les médias, signe que la demande était au rendez-vous. Se sont ainsi succédés, au fil des décennies, des noms tels que Louise Lambert-Lagacé, Louise Desaulniers, Danielle Lévesque, Hélène Laurendeau, Isabelle Huot, Julie Desgroseilliers et Geneviève O'Gleman, pour ne nommer que ceux-là. Ces femmes ont vulgarisé, et le font encore pour la plupart, la science de la nutrition pour le grand public. Aujourd'hui, nous sommes plusieurs dizaines, dans la province, à avoir suivi leurs traces.

Nous sommes dans une ère où l'intérêt pour cette science a explosé. Et les médias, que ce soit Internet, l'imprimé, la télévision ou la radio, se sont assurés que nous disposons d'un accès quasi inépuisable aux nouvelles découvertes nutritionnelles. Mais alors pourquoi avons-nous l'impression que ces découvertes semblent constamment se contredire[3] ? La science de la nutrition change-t-elle réellement d'opinion chaque semaine ?

Dans la première partie du livre, j'ai expliqué comment s'effectue la recherche en nutrition. Mais pour comprendre l'origine de la cacophonie nutritionnelle, il faut s'intéresser à ceux qui propagent les résultats des études scientifiques, dont les médias. Je vous propose donc un petit retour en arrière dans l'histoire d'une étude, pour comprendre comment les scientifiques font part de leurs résultats aux médias.

Internet :
c'est la même histoire

Pendant que je faisais ma recherche, j'ai découvert des articles datant du début des années 2000 qui s'intéressaient au « phénomène » Internet. Pour quelqu'un qui a accès à cette technologie depuis son enfance, il est difficile d'imaginer la vie avant. En nutrition, Internet et les médias sociaux sont devenus l'une des sources les plus consultées, et ils constituent un lieu privilégié pour débattre publiquement de certains sujets et s'approvisionner en fausses informations[4-6].

Malgré tout, j'ai volontairement décidé d'intégrer Internet, incluant les blogues et les médias sociaux, dans les « médias » parce que même si les plateformes sont différentes, les règles pour repérer les grands processus de *bullshit* restent identiques. On y trouve du bon contenu et du « n'importe quoi », tout comme dans les pages des magazines, des journaux et des livres ainsi qu'à la télévision ou à la radio. Internet ne détient pas le monopole de la *bullshit*.

PUBLIER COÛTE QUE COÛTE

Pour faire de la recherche scientifique, il faut de l'argent. Il existe des fonds de recherche et des subventions de différents organismes et gouvernements qui permettent aux chercheurs d'effectuer des demandes de financement en proposant des projets. Mais le domaine de la recherche est un milieu compétitif, et il n'y a pas suffisamment d'argent public pour financer tous les projets. Pour avoir été témoin à maintes reprises de ce genre de situation, je peux affirmer que de nombreux projets de recherche ne voient jamais le jour parce que personne ne peut les subventionner. Ce phénomène s'est accentué au cours des dernières décennies. Les scientifiques doivent donc trouver des façons de mettre toutes les chances de leur côté pour obtenir du financement s'ils veulent exercer leur métier.

Diffuser les résultats de leurs études est vital pour les scientifiques. Chaque année, il se publie des milliers d'études sur la nutrition. Être publiés dans les journaux scientifiques est déjà une réussite pour tous ces chercheurs qui ont investi énormément de temps dans leurs études. Généralement, quand l'article se retrouve dans un journal scientifique, c'est à peu près le seul endroit où il sera possible de prendre connaissance des résultats. Ces publications sont d'ailleurs rédigées dans un langage complexe et spécialisé, signe que ces articles sont destinés à d'autres chercheurs. Pour se démarquer du lot, publier dans des journaux scientifiques n'est pas toujours suffisant. Il faut aussi que ces études intéressent les médias et qu'elles fassent du bruit dans la sphère publique. Plus les chercheurs et leurs études sont populaires, plus ils auront des chances de recevoir de l'argent pour de nouvelles études[7].

Pour ce faire, les chercheurs, et les universités auxquelles ils sont affiliés, partagent les résultats de certaines de leurs études, dans l'espoir que des médias mordent à l'hameçon. Ils se servent notamment d'un outil communicationnel très commun : le communiqué de presse.

LE COMMUNIQUÉ DE PRESSE : SORTIR DU LOT

Comme dans n'importe quel domaine, si l'on veut qu'une nouvelle soit couverte par les médias, on doit souvent envoyer un communiqué de presse. Le communiqué est un court texte qui donne les grandes lignes d'une nouvelle. Un genre de bande-annonce qui doit fournir suffisamment d'information pour intéresser les recherchistes ou les journalistes à qui ce sera adressé. Après tout, ils en reçoivent des dizaines chaque jour, il faut donc que ça sorte du lot.

Les communiqués de presse scientifiques incluent les résultats et des pistes de discussion sur les conséquences dans la « vraie vie ». (Déjà, ici, un peu de scepticisme est nécessaire.) Or, souvent, les articles des journalistes sont rédigés uniquement à partir du communiqué de presse, probablement parce que l'étude est longue à lire, mais aussi parce que les journalistes n'ont pas toujours la formation nécessaire en nutrition pour analyser l'étude.

Ainsi, ils se fient au résumé des chercheurs qui ont besoin, coûte que coûte, que l'on parle de leurs études. Si je suis persuadé que la majorité des scientifiques tentent de traduire de façon fidèle leurs résultats, il y en a toutefois qui les présentent de façon à les rendre un peu plus intéressantes qu'elles ne le sont vraiment.

POUR SAUVER LA PLANÈTE, MANGEZ DU BACON !

En 2015, les résultats d'une nouvelle étude émanant de la Carnegie-Mellon University font le tour du monde. Selon ce qui est rapporté dans les médias, manger végétarien serait pire pour l'environnement que de manger de la viande. Mon premier livre, *Sauver la planète une bouchée à la fois*, venait d'être publié et comme je m'intéresse à l'impact environnemental de notre alimentation, j'étais évidemment intrigué – mais je sentais surtout la *bullshit* – par ces résultats qui venaient contredire tout ce qui se dit à ce sujet.

Après avoir lu et analysé l'étude, je me suis rendu compte que les scientifiques n'avaient pas étudié le végétarisme. En fait, ce qu'ils ont observé, c'est que les recommandations alimentaires américaines n'étaient pas cohérentes avec la santé de l'environnement et que c'était une notion qui devrait être intégrée par le gouvernement[8]. Je n'irai pas plus loin dans l'analyse, vous pouvez la lire intégralement sur mon blogue[9], mais la question qui subsiste est la suivante : pourquoi les médias ont-ils parlé de végétarisme si les chercheurs ne l'ont pas étudié ? Vous devez vous en douter, la réponse se trouvait dans le communiqué de presse... Dans le site de l'université, le titre de la nouvelle était : « Manger végétarien et "santé" pourrait être plus dommageable pour l'environnement[10]. » Un des chercheurs aurait même dit que manger de la laitue était plus de trois fois pire que de manger du bacon en termes d'émissions de gaz à effet de serre. Sans spécifier que l'on comparait quatre tranches de bacon à huit têtes de laitue.

Cette histoire n'est pas unique. En 2014, des chercheurs, en Angleterre, ont analysé 462 communiqués de presse concernant des études liées à la santé, émanant de 20 universités. Résultat : 40 % de ceux-ci contenaient des exagérations, quand on les comparait au contenu de l'étude. Ils pouvaient, par exemple, généraliser des résultats obtenus sur des animaux et les traduire en conseils pour les lecteurs. Sans surprise, les nouvelles générées par ces communiqués de presse avaient plus de chances d'être exagérées[11].

Bref, les scientifiques eux-mêmes peuvent participer à la propagation d'informations exagérées ou fausses, probablement dans le but de faire parler. Mais même lorsque le communiqué de presse résume adéquatement les résultats d'une étude, les médias, eux, peuvent bien en parler comme ils le veulent.

LA GUERRE DES CLICS

La fonction première des médias est d'informer, mais étant donné qu'ils sont la propriété de grandes entreprises, ils ont aussi pour but de leur faire faire des profits en attirant des lecteurs, des téléspectateurs, des auditeurs, des abonnés ou des clics... Et pour ce faire, ils ne se privent pas pour jouer avec le sensationnalisme et les émotions[12, 13].

Comme dans le cas que je viens de vous présenter, en nutrition, les médias préfèrent parler d'études qui contredisent les croyances populaires. Ils veulent choquer et attirer l'attention. Et l'on a beau critiquer le phénomène, nous y sommes tous assez sensibles. Par exemple, sur lequel de ces deux titres seriez-vous portés à cliquer : « Manger une tablette de chocolat par jour fait maigrir ! » ou « Cinq fruits et légumes par jour aident à diminuer les risques d'obésité » ?

Ainsi, les journalistes privilégieront des nouvelles étonnantes plutôt que celles qui ne font que confirmer ce que l'on sait déjà.

Vous le savez maintenant, en science, il existe plusieurs méthodologies. Et comme on peut évaluer un sujet sous plusieurs angles, il n'y a rien d'étonnant à ce qu'une étude obtienne un résultat contradictoire au consensus actuel. C'est comme cela que la science fonctionne. Une fois que l'on a plusieurs études qui pointent dans la même direction, on peut commencer à avoir une image plus claire de la « vérité ». Mais les médias n'attendront pas que le casse-tête soit terminé pour en parler. Ils sautent sur ces résultats contradictoires et les présentent comme s'il s'agissait de faits prouvés[14]. Ainsi, comme ils préfèrent exhiber des résultats surprenants, ce sont ces études qui font le plus souvent les manchettes. Et ainsi s'installe la perception que les scientifiques et les nutritionnistes se contredisent souvent.

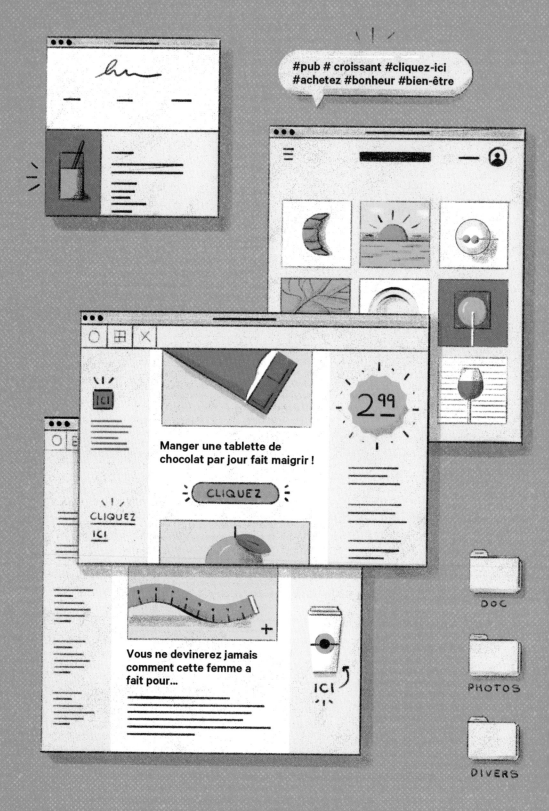

Par exemple, s'il y a un sujet qui fait relativement consensus au sein de la communauté scientifique depuis quelques décennies, c'est que la consommation de poisson est associée à des bénéfices sur la santé[15], notamment celle du cœur. En 2010, des chercheurs américains ont publié les résultats d'une étude dans laquelle ils ont analysé la façon dont cinq journaux et cinq chaînes de télévision ont parlé des liens entre la consommation de poisson et la santé. Sur une période de 15 années, 80 % des nouvelles se sont attardées aux risques de manger du poisson et seulement 20 % ont focalisé sur les bénéfices. Moins de la moitié (41 %) d'entre elles faisait référence à une étude scientifique. Ainsi, alors que les bénéfices de la consommation de poisson, pour la santé, font relativement consensus, il y a eu quatre fois plus de nouvelles qui ont mis l'accent sur les risques[16]. Vive la controverse !

Dans le même sens, en 2012, des chercheurs américains ont analysé les messages nutritionnels liés aux boissons, diffusés pendant huit années sur trois grandes chaînes de télévision. Un tiers des messages présentait de l'information jugée comme contradictoire ou qui portait à confusion[17].

Le but n'est pas de dire qu'il faut absolument éviter toute information contradictoire. Après tout, c'est de cette façon que l'on avance. Un domaine scientifique est sain quand les discussions sont multiples et vont dans toutes les directions, pourvu que le tout soit basé sur la science. Mais dans un monde idéal, je ne crois pas que ces débats devraient avoir lieu sur la place publique. La situation a simplement mené à une saturation de messages contradictoires, ce qui n'aide en rien les consommateurs.

Le focus sur le sensationnalisme et les études contradictoires n'est qu'une partie du problème. Ce qui est plus grave, c'est lorsque les médias ne présentent pas les études de façon exacte ou qu'ils excluent des détails importants.

LES JOURNALISTES COMPRENNENT-ILS LA NUTRITION ?

Les journalistes n'ont pas nécessairement de connaissances en science ni en nutrition, ce qui ne leur permet pas d'analyser les résultats d'un article scientifique ni de les mettre en contexte. Ils ne savent donc pas toujours distinguer une nouvelle qui a des répercussions sur la vie des gens d'une nouvelle qui ne présente aucun intérêt réel.

Or, comme ils œuvrent dans un domaine compétitif où ils désirent être les premiers à rapporter les nouvelles, les médias tentent de trouver une façon de rendre ces résultats pertinents pour les gens qui consomment ces nouvelles. La réalité, c'est que ces résultats, présentés comme spectaculaires, sont rarement pertinents pour les consommateurs. Souvent, ces études ont seulement permis de générer de nouvelles hypothèses qui devront être testées. Ce ne sont que les observations d'un groupe de chercheurs[18, 19]. Ainsi, la science peut souvent être rapportée de façon erronée dans les médias.

Par exemple, en 2008, des chercheurs ont publié les résultats d'une analyse effectuée à propos d'articles portant sur la nutrition dans des journaux populaires en Angleterre. Durant un mois, ils ont collecté tous les articles à ce sujet, dans tous les grands journaux du pays, puis ils ont évalué l'exactitude de l'information. Sur les 39 articles retenus, 26 ne donnaient pas les résultats de l'étude de façon exacte et 27 portaient un titre qui ne reflétait pas les résultats de l'étude. Ainsi, la majorité des résultats d'études était mal rapportée par les journaux évalués[20].

EN 140 CARACTÈRES OU MOINS ?

Les médias se défendent en disant que le temps ou l'espace sont trop limités pour pouvoir élaborer. Sauf qu'il est pertinent de se demander si cela vaut la peine d'aborder un sujet quand on n'est pas capables d'en parler suffisamment pour éviter de mélanger la population. Dans le cadre d'une étude publiée en 2012 par des chercheurs américains, ces derniers ont analysé les messages nutritionnels liés aux boissons, diffusés pendant huit années sur trois grandes chaînes de télévision. Ils ont observé que 10 % de ces messages contenaient seulement 40 mots ou moins[21] ! Est-il raisonnable de croire que l'on peut informer adéquatement la population sur un sujet complexe en moins de 40 mots ? Quand on utilise des termes comme « bon », « mauvais » ou « miraculeux » parce que l'on n'a pas assez d'espace pour nuancer, c'est certain que l'on déforme la réalité.

Je crois que pour bien comprendre l'impact des résultats d'une étude, il est important de faire appel à des gens spécialisés dans le domaine, au moins pour pouvoir expliquer les nuances au journaliste. C'est une erreur de ne pas parler du contexte d'une étude ni d'expliquer ce que cette nouvelle pièce du casse-tête ajoute aux connaissances actuelles[22]. Par exemple, si une nouvelle fictive déclare : « Le bleuet : nouvelle arme anticancer », les consommateurs peuvent être tentés de croire que le bleuet peut guérir cette maladie, ce qui est faux. Mais c'est encore plus grave quand on se rend compte qu'il s'agit d'extraits de jus de bleuet et de souris de laboratoire. Des résultats semblables ne constituent aucune justification pour encourager les gens à manger plus de bleuets. Les chercheurs qui ont fait l'étude le savent très bien, mais pas nécessairement les journalistes[23, 24]. Le contexte est donc essentiel si l'on veut bien comprendre les vraies répercussions d'une découverte.

Mais les médias ne sont pas les seuls à porter le blâme. Les scientifiques qui les nourrissent d'informations peuvent aussi participer à cette confusion.

TROP COMPLIQUÉE, LA NUTRITION ?

Parfois, même quand la nouvelle est bien rapportée, même quand elle ne contredit pas les connaissances actuelles et même quand les médias s'attardent au contexte, il arrive qu'elle soit trop difficile à comprendre pour les consommateurs. Le résultat est alors identique : les gens sont confus et ne savent pas quoi faire de cette nouvelle information. Et notre cher amour du nutritionnisme y est pour beaucoup.

Prenons l'exemple de deux nouvelles concernant le vin rouge, car celui-ci fait continuellement les manchettes.

« Le vin rouge contre le cancer »

« Boire un verre de vin rouge pourrait augmenter vos risques de cancer »

Ces deux titres se contredisent. Pourtant, il est possible que les deux aient raison, selon ce que les chercheurs ont évalué.

Dans le vin rouge, on trouve un antioxydant nommé « resvératrol ». Ce dernier est notamment étudié pour ses bienfaits potentiels contre le cancer. Il est possible que des chercheurs isolent le resvératrol du vin rouge et testent la molécule sur des cellules cancéreuses en laboratoire. Puis, ils découvrent que l'antioxydant nuit aux cellules. C'est peut-être la première étape dans la création d'un nouveau médicament ! On voit alors apparaître le titre : « Le vin rouge contre le cancer » dans les médias.

La semaine suivante, des chercheurs publient les résultats d'une étude où ils ont évalué la consommation d'alcool. Ils ont observé que ceux qui boivent un verre d'alcool par jour, dont du vin rouge, augmentent leurs risques de contracter certains cancers. On voit donc alors apparaître le titre : « Boire un verre de vin rouge pourrait augmenter vos risques de cancer. »

Les deux groupes de chercheurs ont raison. Ils ont simplement évalué des choses différentes. En tant que nutritionniste, c'est facile pour moi de comprendre la différence. Comme chaque équipe n'a observé qu'une petite partie d'un tout, on n'a pas le portrait global.

Mais au final, comme consommateur, ce que l'on veut savoir, c'est : « Je le bois, ce verre de vin rouge, ou pas ? » Mon avis : buvez-le si vous en avez envie.

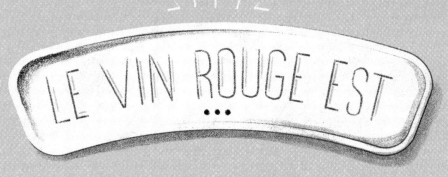

LE VIN ROUGE EST ...

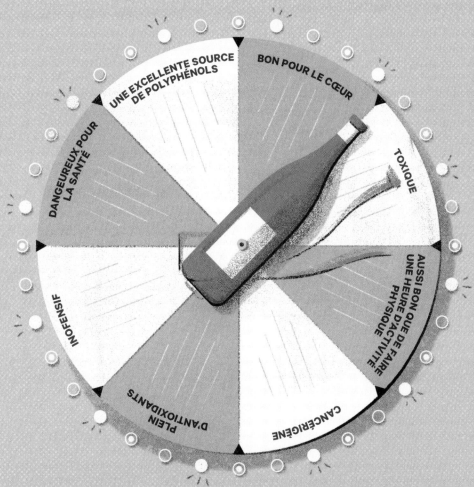

UNE EXCELLENTE SOURCE DE POLYPHÉNOLS

BON POUR LE CŒUR

DANGEREUX POUR LA SANTÉ

TOXIQUE

INOFENSIF

AUSSI BON QUE DE FAIRE UNE HEURE D'ACTIVITÉ PHYSIQUE

PLEIN D'ANTIOXIDANTS

CANCÉRIGÈNE

Un autre exemple où le nutritionnisme a beaucoup à jouer : d'un côté, on entend que le calcium du fromage est bon pour la santé des os. De l'autre, que les gras saturés qu'il contient sont dangereux pour la santé du cœur. Ces deux informations sont décontextualisées et difficiles à comprendre pour quelqu'un qui n'a pas de formation en nutrition. Dans la vie de tous les jours, on ne mange pas « pour la santé des os » ou « pour éloigner les maladies cardiovasculaires ». On mange pour la santé globale. Ou on mange. Point. Chez les consommateurs, ce genre d'information contradictoire, qui donne l'impression que le même comportement peut avoir deux effets opposés, peut devenir assez anxiogène. On ne sait plus quoi faire ! Alors, on le mange, ce morceau de fromage, ou pas[25] ? Mon avis : mangez-le si vous en avez envie.

Et parfois, les messages sont tellement complexes que les consommateurs ne comprennent même pas vraiment ce que ça veut dire ou ce qu'ils peuvent en faire. Un exemple que j'ai souvent vu de la part de professionnels de la santé et de gourous de l'alimentation est celui des ratios de nutriments. On dit, par exemple : « Vos calories doivent provenir d'environ 40 % de glucides, 20 % de protéines et 40 % de lipides. » Qui est réellement capable de traduire ce genre de recommandations en recettes ? Ce n'est pas du tout le genre de message qui devrait se rendre aux oreilles du grand public, mais plutôt des débats qui devraient avoir lieu au sein de la profession.

Malheureusement, cette cacophonie de messages nutritionnels entraîne de réelles conséquences sur la santé des gens.

TOUT LE MONDE EST PERDU

Si nous étions insensibles à tout ce vacarme nutritionnel, il n'y aurait pas de problème. Nous n'aurions qu'à l'ignorer. Mais nous ne le sommes pas. Ainsi, à force d'être exposés à tous ces messages sensationnalistes et contradictoires, on devient méfiants, sceptiques et confus. « Est-ce que ce nutritionniste est incompétent ou fait-il exprès de cacher la vraie information ? »

Dans un sens, tant mieux si l'exagération nous permet de devenir un peu plus sceptiques. Ça nous aide à comprendre qu'il se dit beaucoup de choses qui ne méritent pas notre attention. Par contre, il a été démontré que les gens qui perçoivent davantage la confusion et la contradiction entre les messages nutritionnels peuvent douter encore plus de toutes les informations en nutrition qu'ils reçoivent et être moins portés à modifier leurs habitudes. C'est comme si on se disait : « Bof, de toute façon, ils vont nous dire le contraire la semaine prochaine[26, 27] ! » Les gens peuvent même devenir désensibilisés et arrêter d'écouter des recommandations pourtant valables[28].

Il est clair que certaines parties du casse-tête de la nutrition sont moins abouties que d'autres. Il en existe toutefois où l'image est beaucoup plus claire et qui font l'objet d'un consensus. Ainsi, on a un vrai problème lorsque les gens se mettent même à douter que manger des fruits et des légumes chaque jour peut avoir un impact positif sur leur santé.

L'autre problème qui émane de la cacophonie nutritionnelle est de choisir de croire le message qui nous convient le mieux et considérer que les nouvelles informations qui n'entrent pas dans cette ligne de pensée sont fausses[29, 30]. On peut aussi simplement décider qu'on leur accorde moins d'importance ou de crédibilité. Si l'on me dit que boire un verre de vin rouge équivaut à faire 30 minutes d'activité physique, j'aurai probablement envie de le croire.

Après tout, il est beaucoup moins anxiogène d'éviter les informations qui contredisent ce que l'on croit. Mais pour vraiment développer son esprit critique, il faut accepter de vivre avec cette petite angoisse et questionner ses croyances et ses perceptions.

En bref

La perception de la nutrition se contredisant constamment est en partie causée par la façon dont les médias transmettent l'information. En cherchant les nouvelles qui étonnent et qui choquent, ils favorisent les résultats d'études scientifiques qui contredisent le consensus actuel.

Cela ne serait pas si problématique si les découvertes étaient expliquées en détail, en précisant qu'il s'agit d'une seule pièce d'un casse-tête, mais c'est rarement le cas. Ainsi, on fait comme si ces découvertes avaient un impact sur la « vraie vie ». La cacophonie nutritionnelle amène de l'angoisse et un scepticisme à l'égard du domaine de la nutrition. On ne sait plus quoi manger parce que l'on a l'impression que l'on nous dira le contraire la semaine suivante.

En plus des trucs présentés à la fin de chacun des autres chapitres, qui servent aussi à déterminer si une nouvelle vaut qu'on la considère, en voici d'autres qui touchent plus spécifiquement la façon dont les médias traitent les nouvelles. Je vous avertis, la très grande majorité des nouvelles en nutrition ne passeront pas ce test, et c'est tout à fait normal.

Comment reconnaître des nouvelles fiables

(et calmer vos petites angoisses alimentaires)

Est-ce la première fois
que vous entendez
parler de ce sujet ?

OUI **NON**

Est-ce que c'est trop
beau/trop négatif
pour être vrai ?

OUI **NON**

Est-ce que l'on dit qu'un
aliment ou un nutriment guérit
ou cause une maladie ?

OUI **NON**

Est-ce que ça
remet en doute
un consensus
scientifique ?

NON **OUI**

Est-ce que
l'on cite au
moins une étude
scientifique ?

OUI **NON**

Est-ce que c'est possible
de retrouver l'étude par un
lien direct ou par une
recherche Google ?

OUI **NON**

Est-ce que l'étude a
été publiée dans un
journal scientifique ?

NON **OUI**

Est-ce que l'on cite un expert
dans le domaine, mais il n'a
pas de lien avec l'étude ?

NON **OUI**

Est-ce qu'il faut payer
pour avoir accès à la
solution proposée ?

OUI **NON**

C'est probablement
de la *bullshit*.

C'est peut-être vrai, mais vous devriez quand
même attendre d'avoir plus d'informations
avant de changer votre alimentation.

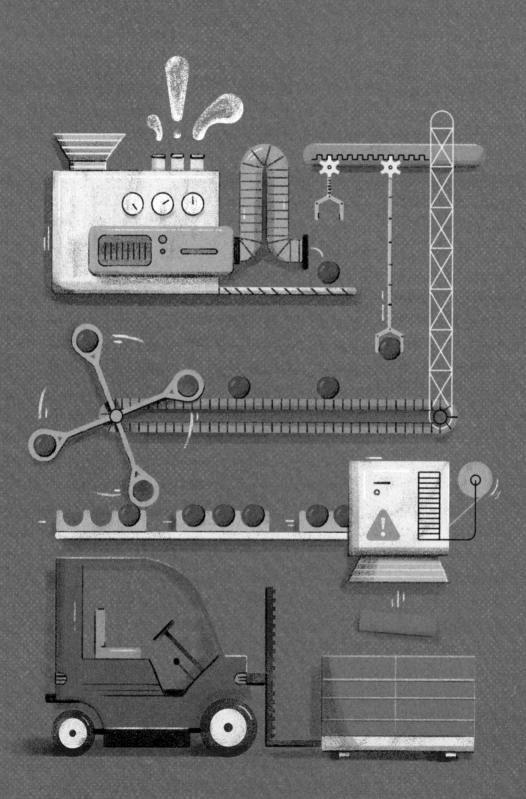

CHAPITRE 7

L'industrie agroalimentaire

On m'a souvent dit que je suis un « anti-industrie ». Pourtant, je ne pense pas que tout ce que touche l'industrie agroalimentaire soit obligatoirement mauvais pour la santé. En fait, il s'agit d'un mauvais argument. Qu'un aliment provienne ou non de l'industrie ne nous dit rien de sa valeur ni de la place qu'il devrait occuper dans notre alimentation. Après tout, même les producteurs de fruits et de légumes en font partie.

Même si je ne le recommande pas, on peut boire une boisson gazeuse ou manger un biscuit industriel de temps en temps. Dans la mesure où l'on sait à quoi s'en tenir ! Non, je ne suis pas contre l'industrie agroalimentaire, mais je déteste la *bullshit* nutritionnelle que certaines entreprises entretiennent.

La nutrition est une science qui donne des outils pour comprendre l'impact des aliments sur notre santé et, ainsi, améliorer la santé publique. Mais c'est rarement de cette façon qu'elle est employée par l'industrie agroalimentaire.

Celle-ci n'a pas pour objectif premier d'améliorer la santé de la population. Comme pour les autres industries, ses actionnaires exigent des profits toujours croissants. Ainsi, même quand les compagnies misent sur la santé, c'est parce qu'elles estiment que ce facteur incitera les consommateurs potentiels à acheter[1]. Pour elles, la valeur nutritionnelle d'un produit n'est intéressante que d'un point de vue marketing « santé ».

QUAND LA SANTÉ EST UN OBSTACLE AUX PROFITS

L'alimentation est un secteur industriel particulier. Il répond à un besoin essentiel et sa croissance économique est limitée par la biologie humaine. Après tout, un être humain moyen n'a besoin de manger qu'environ 2000 calories par jour. Alors, comment faire pour générer des profits croissants ?

Les compagnies agroalimentaires ont deux choix si elles veulent vendre plus de calories. Elles peuvent vendre leurs produits à plus de personnes et, dans une population en croissance, elles ont accès à une augmentation du nombre d'acheteurs. Mais quand cette croissance ralentit, comme dans les pays industrialisés, elles doivent vendre plus de produits aux mêmes personnes. Les fabricants se sont ainsi dotés de stratégies pour nous faire dépenser davantage en mangeant au-delà de nos besoins. Et ça marche.

Collectivement, nous mangeons trop. Selon Statistique Canada, 60 % des Québécois sont en surpoids ou obèses[2].

Bien que la surabondance d'aliments dans notre environnement ne soit pas la seule cause de cette situation, elle y joue un rôle prépondérant.

Je ne vous apprendrai rien en vous disant que l'obésité est un facteur de risque des maladies chroniques les plus fréquentes au Canada, comme les maladies cardiovasculaires, le diabète et le cancer[3]. Ainsi, dans un contexte où l'obésité est devenue une problématique de santé publique décriée sur toutes les tribunes, l'industrie agroalimentaire marche sur des œufs. D'un côté, elle veut vendre davantage. De l'autre, elle doit faire attention aux organismes de santé et aux « maudits activistes » qui dénoncent son rôle dans la croissance de l'obésité et des maladies qui y sont reliées. C'est cette problématique qui fait que la santé publique et l'industrie agroalimentaire se heurtent l'une à l'autre. Leurs intérêts sont rarement compatibles. Dans son rapport annuel pour l'année fiscale 2016, la compagnie Coca-Cola estimait d'ailleurs que l'obésité et les craintes liées à la santé constituent un facteur de risques financiers[4].

C'est dans ce contexte que le rôle de l'industrie agroalimentaire dans la propagation accrue de *bullshit* nutritionnelle auprès de la population prend ses racines. En contrôlant les messages nutritionnels propagés, l'industrie tente de faire taire les critiques ou, du moins, de les rendre invisibles. Mais avant d'entrer dans le vif du sujet, laissez-moi vous présenter la bête.

UN MONDE DE GÉANTS PUISSANTS

L'industrie agroalimentaire rassemble toutes les activités industrielles qui transforment des matières premières provenant de l'agriculture, de l'élevage et de la pêche en produits alimentaires destinés à la consommation humaine[5].

Certains pourraient croire que je fais des amalgames douteux en mettant toutes les compagnies dans le même panier lorsque j'utilise le terme « industrie agroalimentaire » comme un groupe monolithique. Qu'en est-il du petit artisan qui fait ses confitures de bleuets et les vend dans les commerces de son village ? Ou de la compagnie qui produit des salades-repas et qui dessert les supermarchés du Québec ? Je ne les oublie pas. Mais ces petites compagnies ne représentent qu'une goutte d'eau dans l'immense océan du marché.

En 2013, Oxfam a publié un rapport sur les principales entreprises agroalimentaires. Par exemple, à ce moment-là, Pepsico détenait, entre autres, Pepsi, Lays, Tostitos, Doritos, Cheetos, Miss Vickies, Sunchips, Fritos, Ruffles, 7up, Mountain Dew, Gatorade, Ocean Spray, Tropicana, Aquafina, Cap'n Crunch, Cracker Jack et Aunt Jemima[6]. Il existe des centaines de marques différentes sur le marché, mais la majorité appartient à une poignée de compagnies. On estime que de 300 à 500 d'entre elles contrôlent 70 % des choix alimentaires dans le monde[7].

En 2017, le classement Forbes des 2000 plus grosses compagnies cotées en bourse dans le monde plaçait par ordre d'importance Nestlé (34e), PepsiCo (84e), Coca-Cola (86e), Unilever (103e), Kraft Heinz Company (117e), Mondelēz International (213e), Danone (252e), General Mills (414e), Associated British Foods (555e) et Kellogg (675e)[8]. Mars ne figure pas dans ce classement parce qu'il s'agit d'une entreprise privée, mais elle est la 6e plus grosse compagnie privée aux États-Unis[9].

Cela étant dit, le portrait de l'industrie agroalimentaire serait incomplet sans une autre catégorie d'acteurs qui y jouent des rôles prépondérants[10]. Ce sont les associations de producteurs, transformateurs, restaurateurs et distributeurs. Ces dernières ont généralement pour mission de défendre les intérêts de leurs membres auprès du gouvernement pour réclamer des mesures favorables à leur croissance – subventions, réduction de la réglementation, etc. – et de s'assurer que l'industrie qu'elles représentent se porte bien.

Les Producteurs laitiers du Canada, par exemple, « mettent tout en œuvre pour rassembler les conditions stables qui favorisent l'industrie laitière canadienne d'aujourd'hui et de demain[11] ». La Fédération des producteurs d'œufs du Québec dit « s'impliquer dans la promotion des œufs auprès des consommateurs. Elle coordonne des campagnes de publicité et d'information visant notamment à mettre en valeur les qualités nutritives des œufs[12]. » En parlant ainsi au nom des producteurs, les associations ont beaucoup de pouvoir. Le Conseil des viandes du Canada indique d'ailleurs que « la voix de l'industrie est encore plus imposante lorsque la majorité des entreprises de cette industrie appuie leur association[13] ». Cette affirmation

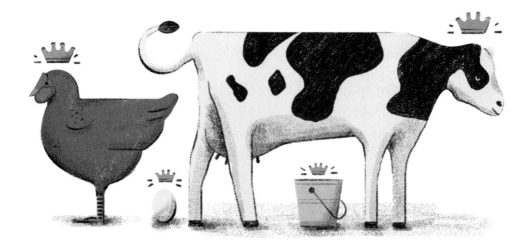

fait écho au discours des Producteurs de poulet du Canada qui « veillent à ce que les principaux décideurs du gouvernement comprennent bien le point de vue des producteurs canadiens de poulet et à ce qu'ils en tiennent compte au moment de prendre des décisions importantes en matière de politiques agricoles et commerciales[14] ». Ainsi, tout comme les entreprises agroalimentaires, ces associations représentent de grosses entités détenant beaucoup d'argent et de pouvoir et dont la mission est de protéger les intérêts de l'industrie.

Bref, quand je parle de « l'industrie agroalimentaire », je parle de cette poignée d'énormes entités qui contrôlent la majorité des choix alimentaires que la population de la planète fait chaque jour. Et comme elles sont aussi puissantes, vous comprendrez qu'elles génèrent énormément d'argent. Cette industrie est évaluée à plusieurs trillions de dollars[15-17]. L'organisme Oxfam estimait en 2013 que les 10 plus grosses compagnies agroalimentaires généraient mondialement plus de 1,1 milliard de dollars par jour[18]. Elles sont donc des entités plus riches et plus puissantes que bien des gouvernements !

Cet argent peut ensuite être mis au service de ces entreprises sous forme de publicités, de financement aux partis politiques, de lobby et de recherches scientifiques subventionnées, pour ne nommer que quelques exemples utilisés dans le but de maximiser les profits et de contrôler ce qui pourrait les menacer.

Ainsi, selon Gyorgy Scrinis, ce sont les compagnies agroalimentaires qui dominent à présent le discours sur la nutrition, grâce au nutritionnisme et aux faramineux budgets de marketing. Elles peuvent ainsi transformer totalement l'image que la population se fait de certains aliments ou nutriments par leurs messages à grands déploiement. Et comme toujours, les discours plus nuancés restent dans l'ombre.

Le reste de ce chapitre se penche sur différentes tactiques utilisées par cette industrie pour propager les messages nutritionnels qui lui conviennent, influencer nos choix alimentaires, en jouant la carte de la santé et de la nutrition et ainsi participer, sans l'ombre d'un doute, à la cacophonie nutritionnelle typique de notre époque.

SUBVENTIONNER LA RECHERCHE

Je vous ai expliqué que le milieu de la recherche est un domaine très compétitif et que tous n'ont pas accès au financement. Ainsi, l'industrie agroalimentaire a compris qu'elle pouvait, en partie, venir combler ce trou monétaire en subventionnant des études[19]. Il se publie aujourd'hui beaucoup plus d'études en nutrition financées complètement ou partiellement par l'industrie agroalimentaire qu'au cours des dernières décennies[20].

Il serait utopique de croire que l'industrie le fait de bonté de cœur. Elle le fait surtout pour générer des profits qui rempliront ses poches et celles de ses actionnaires. Elle a ainsi compris qu'en contrôlant, en partie, la recherche liée de près ou de loin à ses produits, elle pouvait aussi contrôler les messages nutritionnels[21].

LA SOURCE DE FINANCEMENT INFLUENCE LA CONCLUSION DES ÉTUDES

En pharmaceutique, on s'intéresse depuis longtemps au financement de la recherche par l'industrie. Il a été démontré à maintes reprises que les études qui recevaient de l'argent d'une entreprise avaient plus de chances de conclure à un effet favorable pour celle-ci.

Au début de ma carrière, j'ai rapidement développé le réflexe de systématiquement vérifier la source de financement des études avant même de les lire. J'ai compris que lorsqu'une conclusion semblait bizarrement contraire à ce qui était généralement accepté, c'était qu'il y avait peut-être quelque chose qui clochait. On s'entend que mon expérience personnelle n'a rien de scientifique. Mais certains chercheurs sont arrivés aux mêmes conclusions que moi.

Par exemple, en 2007, une équipe a évalué plus d'une centaine d'études portant sur les jus, les boissons gazeuses et le lait. Selon les chercheurs, les conclusions des études financées par l'industrie avaient de quatre à huit fois plus de chances d'être favorables à l'industrie qui les avait financées, comparativement à celles qui ne recevaient pas d'argent de l'industrie[22].

En 2013, des chercheurs se sont penchés sur les conclusions d'études concernant la consommation de boissons sucrées et le poids. En rassemblant les conclusions de 17 de ces publications, ils ont remarqué que celles qui avaient obtenu de l'argent de l'industrie des boissons sucrées avaient cinq fois plus de chances de conclure qu'il n'était pas clair que les boissons sucrées avaient un lien avec la prise de poids, comparativement à celles qui n'étaient pas financées par l'industrie[23]. En 2016, des résultats similaires ont été obtenus par deux équipes de chercheurs qui s'étaient penchés sur des études concernant les boissons diète et d'autres produits alimentaires[24, 25].

Donc, si l'on se fie à ces résultats, quand une étude est financée par l'industrie agroalimentaire, elle a plus de chances de conclure à des résultats favorables pour l'industrie qui l'a financée. Bel outil de marketing !

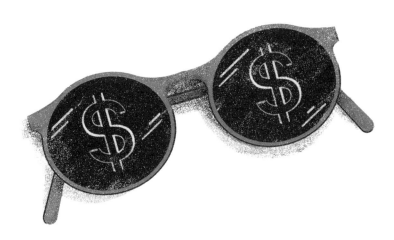

Pourtant, les chercheurs financés par l'industrie, eux, ne s'en rendent pas nécessairement compte. Par exemple, dans le cadre d'une étude dans le domaine de la pharmaceutique, seulement 7 % des chercheurs financés par l'industrie croyaient que leurs recommandations étaient influencées par leur lien avec celle-ci. Par contre, ils étaient 20 % à croire que leurs collègues étaient influencés par ces liens[26]. On aurait donc peut-être tendance à se sentir protégés contre toute influence. Mais si c'était réellement le cas, on ne devrait pas trouver de liens entre les conclusions d'études et la source de financement.

La question qui tue : comment arrive-t-on à cette situation ? Plusieurs hypothèses ont été avancées pour tenter de l'expliquer. Par exemple, l'industrie pourrait financer seulement les études qui ont le potentiel de mettre en valeur ses produits ou de nuire aux produits de ses concurrents. Les études financées par l'industrie pourraient également être créées pour augmenter les chances que la conclusion soit favorable au commanditaire. L'industrie pourrait aussi décider de ne pas publier les résultats d'une étude si ces derniers ne lui convenaient pas ou cesser le financement en cours de projet. Les auteurs de « revues de littérature scientifique » pourraient choisir seulement, ou en majorité, des études qui plairont à l'industrie finançant la publication scientifique quand ils essaient de dresser le portrait global du casse-tête. En 2005, le journal *Nature* a publié les résultats d'un sondage qui s'était penché sur les mauvaises pratiques en recherche. Parmi plus de 3000 chercheurs ayant répondu de façon anonyme, 15 % ont affirmé avoir modifié leur étude, incluant la méthodologie et les résultats, à cause de pressions de la part de la source de financement[27].

Bref, l'industrie agroalimentaire influence la recherche en nutrition en décidant quelles études et quels chercheurs elle finance.

COMMENT SAVOIR QUI PAIE QUI ?

Est-ce que ça signifie que les études financées par l'industrie sont nécessairement faussées ? Non. Mais ces études démontrent qu'il est absolument essentiel de savoir qui a financé une étude avant même d'en prendre connaissance. De plus en plus de journaux scientifiques obligent les chercheurs à déclarer leurs conflits d'intérêts. Ces derniers sont donc généralement présentés à la fin des études. Quand on n'a pas accès à l'étude, mais seulement aux conclusions, comme dans les médias, il est assez facile de trouver le profil des chercheurs ayant publié l'étude en tapant leur nom dans Google. La plupart des universités obligent les chercheurs affiliés à leur institution à déclarer leurs conflits d'intérêts.

Il est tout de même inquiétant de constater que les études financées par l'industrie sont généralement davantage citées dans les publications scientifiques et dans les médias que celles qui ne le sont pas[28]. C'est donc qu'elles ont une influence indéniable dans le discours nutritionnel. Cela n'est pas si surprenant puisque l'industrie agroalimentaire jouit de généreux budgets de publicité, ce qui lui permet de bénéficier d'une couverture médiatique plus importante. Pour cette raison, dans un monde idéal, les médias rapporteraient systématiquement la source de financement des études qu'ils couvrent.

Sans carrément biaiser les recherches, l'industrie agroalimentaire utilise une autre stratégie payante. Elle offre un porte-voix aux chercheurs qui s'intéressent à des sujets ou qui arrivent à des conclusions qui lui sont favorables. Un des exemples le plus frappant concerne l'industrie du sucre et le lien, qu'elle a tenté de dissimuler pendant des décennies, entre son produit et les maladies cardiovasculaires. Ce sont des documents internes retrouvés récemment qui ont permis de mettre à jour certaines stratégies employées par ces entités. Je vous en fais un résumé rapide.

L'INDUSTRIE DU SUCRE ET SES AMIS LES SCIENTIFIQUES

Dans les années 1950, aux États-Unis, on commence à observer une augmentation de décès liés aux maladies cardiovasculaires. Deux grandes hypothèses en viennent à s'affronter, dans les années 1960, pour tenter d'expliquer le phénomène. D'un côté, ceux qui accusent les sucres ajoutés, comme le chercheur britannique John Yudkin. De l'autre, ceux qui montrent du doigt les gras saturés, le cholestérol et les gras totaux, notamment le chercheur américain Ancel Keys[29]. Quand on connaît l'historique de la recherche en nutrition (#nutritionnisme), il n'est pas surprenant que, d'un côté comme de l'autre, on ait accusé des nutriments particuliers plutôt que de s'attarder aux aliments. Mais il n'est pas vraiment important de savoir qui a raison pour le moment.

Les deux scientifiques, qui connaissaient chacun une certaine popularité à cette époque, ont été des figures importantes de ces discours discordants et ils entretenaient une relation peu amicale.

Quand Yudkin publiait les résultats d'une étude liant le sucre aux maladies cardiovasculaires, Keys répondait en l'accusant de faire de la propagande, en dénigrant ses résultats ou en publiant à son tour une étude visant à discréditer les conclusions de Yudkin[30]. Or, depuis 1944, Keys et son laboratoire recevaient un soutien financier de l'industrie du sucre. Cette dernière n'a pas non plus hésité à attaquer publiquement Yudkin, en allant jusqu'à qualifier son livre de « science-fiction ».

Dans les années 1960, la Sugar Research Foundation, aujourd'hui remplacée par la Sugar Association, un groupe qui se targue d'être « la voix scientifique de l'industrie américaine du sucre[31] », décide qu'il faut trouver des arguments scientifiques pour combattre « l'attitude négative envers le sucre ». En 1965, l'organisation invite Frederick Stare, alors professeur de la Harvard University School of Public Health Nutrition Department à siéger à son comité scientifique. À l'époque, l'industrie avait déjà financé une trentaine de recherches dans le département de M. Stare et, en 1960, General Foods, le fabricant de Kool Aid et de Tang, avait offert un million de dollars au département de l'université.

On assigne alors à M. Stare la tâche de superviser la rédaction d'un article scientifique portant sur les liens entre le sucre et la santé du cœur. Certains documents de cette époque laissent croire que la Sugar Research Foundation était impliquée dans le processus. « Chaque fois que le groupe de l'Iowa [un groupe qui s'intéressait au lien entre le sucre et la santé] publie un article, nous devons retravailler une section pour le réfuter », écrit l'un des auteurs à la fondation pour excuser son retard en rédaction. Puis, en 1967, l'article est publié dans le New England Journal of Medecine. Les auteurs n'indiquent pas le financement de la Sugar Research Foundation. Le document dévalue le travail de Yudkin et conclut que les liens entre le sucre et les maladies cardiovasculaires sont loin d'être clairs.

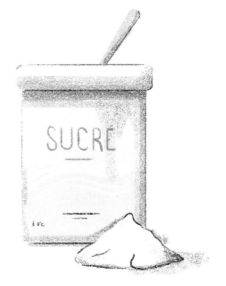

LA SCIENCE À LA DÉFENSE DE L'INDUSTRIE

Mais la Sugar Research Foundation n'allait pas s'arrêter là. Entre 1975 et 1980, elle dépense 655 000 $ pour financer 17 études élaborées dans le but de « maintenir la recherche comme accessoire de défense principal de l'industrie[32] ». Les propositions d'études étaient évaluées par des chercheurs « amis de l'industrie » et par un comité de membres tels que Coca-Cola, Hershey, General Mills et Nabisco.

En 1975, la Sugar Association produit *Sugar in the Diet of Man*, un document, édité par Frederick Stare. Bien qu'il ne fasse pas mention du financement reçu par l'industrie, le rapport répond à tous les arguments des « antisucre » comme Yudkin. Distribué à plus de 25 000 exemplaires, il a été reconnu par la Sugar Association comme ayant influencé des décisions gouvernementales. En 1976, la US Food and Drug Administration, l'équivalent de Santé Canada aux États-Unis, s'est penchée sur l'impact du sucre sur la santé et a basé son analyse en grande partie sur ce rapport et sur d'autres recherches effectuées par des auteurs qui y ont participé. Sa conclusion ? Le sucre n'est pas dangereux.

En 1980, la première publication des règles alimentaires pour les Américains, un document émanant du gouvernement, voit le jour. On montre du doigt les gras totaux, les gras saturés et le cholestérol pour leur rôle dans le développement des maladies cardiovasculaires, mais on n'établit aucun lien avec le sucre.

Il semble clair que c'est l'hypothèse d'Ancel Keys, accusant le gras, qui a remporté le vote de popularité, jusqu'à influencer les recommandations alimentaires gouvernementales. Il ne fait toutefois aucun doute que le soutien de l'industrie, qui a poussé la recherche dans la direction qui lui convenait, a été essentiel dans ce « succès ».

Ce cas démontre qu'en finançant la recherche en nutrition l'industrie agroalimentaire influence les croyances et les discours publics. Elle participe donc à la cacophonie nutritionnelle. Un autre cas beaucoup plus récent l'illustre aussi très bien.

LE GLOBAL ENERGY BALANCE NETWORK

En 2014, des chercheurs spécialistes de l'obésité, affiliés à plusieurs universités américaines, fondent le Global Energy Balance Network, un organisme à but non lucratif[33]. Le groupe soutient que le discours public sur l'obésité mise trop sur les aliments. Selon ses membres, ce ne sont pas réellement les calories que l'on ingère qui comptent, mais plutôt celles que l'on dépense – ou plutôt celles que l'on ne dépense pas... Ainsi, on peut manger autant que l'on veut, pourvu que l'on fasse suffisamment d'activité physique. Un discours fait sur mesure pour des compagnies qui souhaitent vendre plus de calories.

L'année suivante, Yoni Freedhoff, un médecin ontarien qui anime le blogue Weigthy Matters, voit sa curiosité piquée par les affirmations du groupe. Il les contacte et demande d'où provient leur financement, puisque l'information n'apparaît pas dans leur site. On lui répond que l'organisme a reçu un financement de Coca-Cola.

Et pas rien qu'un peu.

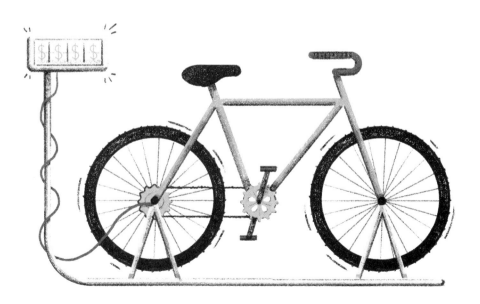

Le groupe a touché 1,5 million de dollars pour démarrer ses activités. Certains de ses membres fondateurs entretiennent également des liens étroits avec l'entreprise depuis plusieurs années et ont déjà encaissé des sommes très importantes.

Quelques mois après que le stratagème est dévoilé, des échanges de courriels entre Coca-Cola et des membres de l'organisme sont publiés. On y lit notamment les propos du Dr James Hill, président du Global Energy Balance Network et professeur à la University of Colorado School of Medecine, qui indiquent vouloir aider la compagnie à projeter une image de plaisir plutôt que d'être synonyme de problèmes dans la vie des gens[34, 35].

Quelques jours après ces découvertes, le Global Energy Balance Network met fin à ses activités[36].

Entre 2011 et 2015, aux États-Unis, Coca-Cola et PepsiCo ont financé 95 organismes de santé publique comme l'American Diabetes Association et l'American Heart Association.[37]

Au Canada, Coca-Cola a financé ParticipACTION, un organisme à but non lucratif qui « aide les Canadiens à rester assis moins longtemps et à bouger plus[38] ». Selon Coca-Cola, de 2009 à 2016, l'entreprise a offert 6,4 millions de dollars à cet organisme qui encourage l'activité physique et concentre son activité sur cet aspect de la santé[39-41].

Se rapprocher des professionnels de la recherche et des organismes est une stratégie payante pour l'industrie, puisque cela lui permet d'influencer la direction de la science et des messages de santé publique qui lui sont liés. Elle les aide aussi à répandre plus largement leurs messages. Par exemple, comme dans les cas précédents, pendant que tout le monde regarde du côté de l'activité physique pour déjouer l'obésité, on s'attarde moins sur l'impact des boissons gazeuses.

QUAND L'INDUSTRIE AIDE LA PRATIQUE DES PROFESSIONNELS DE LA SANTÉ

Soyons honnêtes. Avec des milliers d'études en nutrition publiées chaque année, il est impossible pour les professionnels de la santé de toutes les lire. Ils ont donc besoin de personnes qui vont effectuer ce travail à leur place et leur donner les grandes lignes, pour voir comment faire évoluer leur pratique. C'est en partie pour cette raison que les professionnels de la santé doivent suivre des formations continues. Par exemple, l'Ordre professionnel des diététistes du Québec (OPDQ) nous oblige à obtenir un certain nombre d'unités de formations continues. C'est un peu comme aller suivre des cours universitaires pendant une journée, quelques fois par année. Dans le but de répondre aux exigences, et parce qu'il est important de se mettre à jour, les professionnels doivent débourser plusieurs centaines de dollars par année afin d'obtenir leurs unités de formations continues. Parfois, l'argent provient de l'employeur mais, pour d'autres personnes, comme moi, il vient directement des poches du professionnel. C'est donc un investissement considérable.

Ainsi, quand une formation continue gratuite apparaît à l'horizon, on ne crache pas dessus.

À l'instar de l'industrie pharmaceutique, l'industrie agroalimentaire a compris qu'il y avait là un créneau à occuper et organise ainsi des conférences gratuites pour les professionnels de la santé où l'information, bien que vraie et scientifique, sera choisie pour mettre en valeur leurs produits. Je vous donne un exemple qu'à peu près tous les nutritionnistes du Québec connaissent.

Depuis près de deux décennies, Les Producteurs laitiers du Canada, une association qui a pour mission d'accroître les revenus et l'image des producteurs laitiers canadiens[42], organise un symposium annuel qui se tient dans quelques grandes villes canadiennes. Ce dernier est offert gratuitement à plusieurs centaines de professionnels de la santé, dont les nutritionnistes. Les conférenciers sont généralement des chercheurs reconnus dans leur domaine. Chaque année, l'association choisit un nouveau thème.

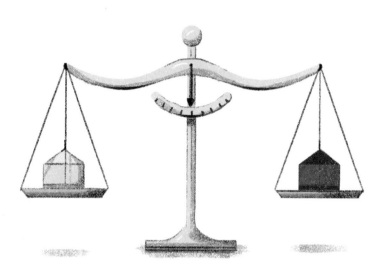

En 2011, par exemple, une conférence portant le titre « L'obésité chez les enfants et le lait aromatisé – est-ce approprié ? » expliquait que même si les boissons sucrées sont montrées du doigt en ce qui concerne l'obésité infantile, le lait au chocolat ne fait pas partie du problème. Au contraire, la conférencière affirmait qu'il pouvait être judicieux de sucrer des aliments nutritifs, comme le yogourt, afin d'en favoriser la consommation. Elle dénonçait également le fait que certaines écoles n'offraient plus de lait au chocolat, ce qui avait entraîné une baisse de la consommation de lait, qui contient des nutriments essentiels difficiles à remplacer[43]. En 2014, lors d'un symposium sous le thème « Alignons les faits sur les recommandations en nutrition », le chercheur invité John L. Sievenpiper, qui a notamment reçu du financement de Coca-Cola et de Dr Pepper Snapple Group[44], abondait dans le même sens en affirmant que « dans le cas des produits laitiers qui contiennent du sucre ajouté (comme le lait au chocolat ou les yogourts sucrés), il n'y a pas d'effets indésirables[45] ». La même année, à la conférence sur « Les recommandations en sodium : quels sont les taux optimaux ? », Michael H. Alderman, qui été consultant pour le Salt Institute et de qui il a reçu « plusieurs milliers de dollars[46] », remettait en doute le fondement des recommandations actuelles sur le sodium, qu'il considérait comme trop sévères[47].

Je n'ai aucun doute que les professionnels qui assistent à ces formations savent
faire la part des choses. Les données
présentées sont vraies. Et comme je
vous l'explique depuis le début, il est
normal et sain de trouver des résultats
qui se contredisent. Cependant, il est
clair que l'industrie agroalimentaire ne
présentera pas l'information dans le but
de nuire à ses ventes. Ces symposiums
représentent ainsi une forme de publicité. Les Producteurs laitiers du Canada
classaient d'ailleurs ces événements
comme des « efforts de sensibilisation »
dans leur rapport annuel 2016-2017[48].

Ce que je déplore, toutefois, c'est que
l'OPDQ reconnaît ces conférences
comme des formations continues qui
confèrent les unités tant convoitées.
Cela ne change rien qu'une formation
soit donnée par un organisme indépen-
dant, comme une université, ou par
l'industrie agroalimentaire. Un nutritionniste peut ainsi recevoir de nombreuses formations gratuites de la
part de l'industrie agroalimentaire,
dans le but de faire évoluer sa pratique
professionnelle.

LES PROFESSIONNELS DE LA SANTÉ : PORTE-VOIX DE L'INDUSTRIE AGROALIMENTAIRE

Je vous ai déjà parlé, dans le chapitre
sur les médias, d'Elmer McCollum,
un expert en nutrition qui a été l'un
des premiers communicateurs « grand
public » de la nutrition aux États-Unis,
au début du 20ᵉ siècle. Mais ce dont je
ne vous ai pas encore parlé, ce sont les
liens qu'il entretenait avec l'industrie
agroalimentaire. Il recevait notamment
de l'argent du National Dairy Council et
il était porte-parole pour General Mills.
Découvrir qu'il considérait le lait comme
l'un des meilleurs aliments « protecteurs »,
allant jusqu'à déclarer qu'il permettait
de corriger les carences causées par les
autres aliments consommés, n'est donc
pas surprenant. Il vantait également le
pain blanc, le présentant comme meilleur que le pain de grains entiers[49].

Encore aujourd'hui, l'industrie continue
de s'acoquiner avec les professionnels
de la santé parce qu'elle comprend que
leur crédibilité peut les aider à vendre
leurs produits à des consommateurs qui,
autrement, s'en méfieraient peut-être.

Par exemple, dans le cadre de son engagement pour la transparence, l'entreprise Coca-Cola, aux États-Unis, dresse la liste de tous les professionnels de la santé et des experts scientifiques avec qui elle a collaboré de 2010 à 2015. Les 121 personnes nommées, au moment où j'ai consulté cette page, se sont partagé 2,3 millions de dollars[50]. Parmi celles-ci, 70 étaient des diététistes et 12 étaient des médecins.

Ces diététistes propagent ainsi des messages qui plaisent à la compagnie. Par exemple : une minicanette de Coca-Cola représente une collation sensée à tout moment de la journée[51]. Ou encore : une boisson gazeuse peut remplacer adéquatement les calories dépensées par un emploi « physique » comme serveur de restaurant ou facteur, mais les autres devraient se contenter de la version diète[52]. Plusieurs de ces diététistes payées par Coca-Cola ont également partagé des *tweets* qui s'opposaient à l'imposition d'une taxe sur les boissons sucrées, en soulevant des doutes sur l'efficacité d'une telle mesure[53].

ENTRE LA SANTÉ PUBLIQUE ET CELLE DE MON COMPTE DE BANQUE, MON CŒUR BALANCE

Lorsque j'étais à l'université, une des voies d'avenir présentée aux futurs nutritionnistes qui allaient exercer dans le domaine de la communication était de se rapprocher de l'industrie agroalimentaire. D'ailleurs, au début de ma carrière, j'ai emprunté cette voie « normale » tracée par des collègues qui m'avaient précédé, et j'ai accepté quelques contrats d'entreprises agroalimentaires ou d'associations de producteurs dont je considérais les produits comme étant intéressants d'un point de vue nutritionnel. C'était la chose à faire. Je ne me posais pas trop de questions.

Mais en quelques mois seulement, j'ai commencé à ressentir une certaine tension et à me poser des questions. Est-ce que ce produit aide vraiment la population ? Qu'arriverait-il si, un jour, un de ces aliments avait mauvaise presse ? Si l'on découvrait qu'un de ces ingrédients était néfaste ? Serais-je à l'aise de le critiquer sans censure ? Peut-on mordre la main qui nous nourrit? Pour faire taire ces interrogations, j'ai décidé de refuser, sans exception, toutes les demandes émanant de l'industrie agroalimentaire. Sans le savoir à l'époque, c'était la naissance de potentiels conflits d'intérêts qui avaient provoqué cette tension.

Un conflit d'intérêts survient lorsqu'il y a une dissonance entre les intérêts privés d'une personne en position de confiance et ses responsabilités professionnelles[54]. Comme nutritionniste, on attend de moi que je fasse la promotion d'une saine alimentation et que j'aide les consommateurs à faire des choix alimentaires qui favorisent leur santé. Donc, quand je dis quelque chose en utilisant mon titre, on s'attend à ce que je vise ce but. Mes intérêts personnels, eux, peuvent être divers, mais dans le cas qui nous intéresse, l'intérêt privé auquel on pense est monétaire.

Donc, si une compagnie de boissons gazeuses m'engageait pour dire que les boissons gazeuses diètes sont un meilleur choix que les boissons avec sucre, je pourrais toujours trouver une ou deux études pour soutenir ce fait, parce que c'est payant. Même si ce n'est pas vraiment ce que dit le portrait global du casse-tête à ce sujet[55]. Sans être payé, je n'aurais peut-être pas dit ça, mais tout passe mieux avec un beau petit chèque. Il y aurait alors un grave conflit d'intérêts.

Mais ce n'est pas parce qu'une entreprise nous donne de l'argent qu'il y a nécessairement un conflit d'intérêts. Par exemple, si une entreprise qui produit des céréales à déjeuner me paie pour rédiger des articles sur de bonnes idées de déjeuner, cela ne veut pas dire que mon jugement est biaisé. Si, comme professionnel, je juge que ces céréales sont de bons choix, alors mon intérêt financier n'est pas en conflit avec ma responsabilité professionnelle. En principe, mes critères de « bons choix » sont objectifs et identiques pour toutes les céréales disponibles sur le marché. Mais le fait d'avoir été rémunéré par une entreprise peut toutefois donner une apparence de conflit d'intérêts. Ainsi, les gens peuvent se dire : « Bien sûr qu'il dit ça, il a été payé par la compagnie ! »

Il existe alors des risques d'ébranler la confiance que les gens nous accordent. C'est sur cette mince corde que se balancent les professionnels de la santé qui décident de s'associer à l'industrie agroalimentaire[56].

Il ne faut toutefois pas croire que les conflits d'intérêts soient uniquement liés à l'argent. Les valeurs personnelles peuvent provoquer ce genre de dissonance. Prenez l'exemple d'un médecin végétalien qui estime immoral d'exploiter les animaux. S'il se mettait à exagérer les dangers de la consommation d'œufs ou de lait, sans se baser sur la science ou en la distordant, et qu'il conseillait à tous ses patients de devenirs végétaliens, ce serait un cas de conflit d'intérêts qui l'aurait mené à modifier sa pratique professionnelle.

LES INTÉRÊTS DE L'INDUSTRIE AGROALIMENTAIRE NE SONT PAS CEUX DES PROFESSIONNELS

Il est donc clair que le but de l'industrie agroalimentaire n'est pas d'améliorer la santé de la population, contrairement à celui des professionnels de la santé. Comme pour n'importe quelle industrie, son objectif est de faire des profits. Parfois, très rarement, le but de l'un peut converger avec celui de l'autre. Mais comme les grosses entités gagnent généralement plus d'argent avec les aliments ultra-transformés qu'avec des aliments frais et peu transformés, on peut se questionner sur la pertinence de leur association avec des nutritionnistes.

Le Code de déontologie des diététistes indique que : « Le diététiste ne peut faire, ou permettre que soit faite, par quelque moyen que ce soit, de la publicité fausse, trompeuse, incomplète ou susceptible d'induire en erreur » ni « prêter son nom à titre de diététiste à une marque de commerce ou approuver cette marque au même titre de façon à induire le public en erreur ou à créer une fausse impression[57] ».

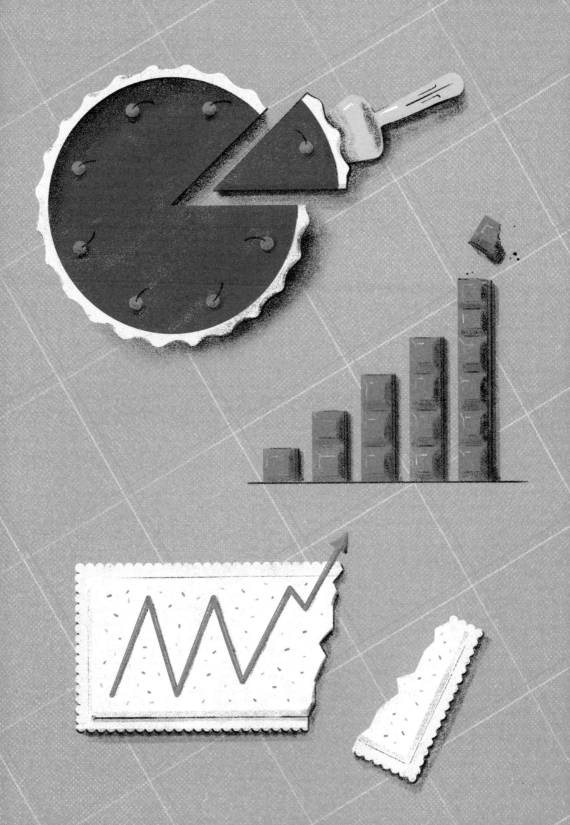

Ainsi, tant que le professionnel n'induit personne en erreur, chacun est libre de s'associer avec l'industrie agroalimentaire. Et il sera toujours possible de jouer la carte de « tous les aliments ont leur place dans une saine alimentation » ou « il faut bien s'amuser de temps en temps ».

Mais que gagnent les professionnels de la santé à prêter leur crédibilité à des entreprises agroalimentaires qui produisent des aliments ultra-transformés ? Pourquoi servir de courroie de transmission aux compagnies qui mettent en vente des aliments dont on encourage plutôt de limiter la consommation ? Poser la question, c'est y répondre. La population consomme déjà trop de biscuits, de gâteaux, de boissons gazeuses et de chocolat. Le rôle des professionnels de la santé n'est pas de participer à la promotion de ces aliments. Les partenariats avec des entreprises qui vendent ces produits peuvent, à mon avis, confondre les consommateurs et nuire à l'image de la profession. Je crois que l'Ordre professionnel des diététistes du Québec gagnerait à fixer une réglementation plus claire et plus stricte et à établir des critères précis sur les partenariats avec l'industrie agroalimentaire. Après tout, sa mission est de protéger le public.

COMBATTRE LES INITIATIVES DE SANTÉ PUBLIQUE

Pour faire écho au mantra que je répète depuis le début de ce chapitre, comme les buts de l'industrie agroalimentaire sont rarement cohérents avec ceux des professionnels de la santé, il arrive que certaines initiatives de santé publique nuisent à leurs ventes. Or, pour une industrie qui cherche à faire des profits croissants, chaque obstacle doit être écrasé. L'exemple le plus frappant est la bataille que mène, encore aujourd'hui, l'industrie des boissons sucrées contre l'imposition d'une taxe sur leurs produits.

TAXER LES BOISSONS SUCRÉES

On associe de plus en plus la consommation de boissons sucrées à l'obésité, au diabète et aux maladies cardiovasculaires[58, 59]. Sous le poids écrasant des études indépendantes, des initiatives naissent, un peu partout dans le monde, afin de contrer la consommation habituelle de ces sucres liquides. Parmi les plus populaires se trouve notamment l'instauration d'une taxe, comme on le fait avec les cigarettes. Or, vous devez vous en douter, ce genre d'initiative, qui vise à réduire la consommation de boissons sucrées, ne plaît pas à l'industrie agroalimentaire.

En 2015, Berkeley, en Californie, est devenue la première ville aux États-Unis à prendre une telle mesure. Cela tient presque du miracle quand on sait que l'American Beverage Association, qui représente l'industrie des boissons, a dépensé 2,4 millions de dollars pour tenter de combattre cette taxe. En six années, cette association aurait investi plus de 114 millions de dollars dans le but de contrer les initiatives tentant de diminuer la consommation de leur précieux bonheur liquide.

Or, on sait que ces mesures fonctionnent. En 2014, l'instauration, à Mexico, d'une taxe de 10 % sur les boissons sucrées a permis, en moins d'une année, d'en réduire la consommation de 6 %[60]. À Berkeley, une taxe d'un cent par once liquide a réduit, en une année, la consommation de boissons sucrées de près de 10 %[61]. En fait, la majorité des études ont conclu qu'il y avait un effet bénéfique à l'instauration de taxes sur les boissons sucrées[62].

Bref, il semble clair que lorsque les intérêts de la santé publique entrent en conflit avec les intérêts financiers de l'industrie agroalimentaire, celle-ci n'hésite pas à user de son pouvoir pour faire pencher la balance de son côté.

DES MESSAGES QUI PLAISENT À L'INDUSTRIE

Jusqu'à présent, j'ai illustré les façons dont l'industrie agroalimentaire influence la recherche en nutrition et les professionnels de la santé. Mais ce ne sont pas ses seules cibles. En fait, l'industrie influence la nutrition même dans les messages qui visent directement les consommateurs. Elle participe ainsi à la cacophonie nutritionnelle en émettant des messages qui influencent les croyances nutritionnelles.

Il est toutefois très facile de repérer des messages « pro-industrie », car celle-ci se base sur quelques arguments seulement pour défendre publiquement ses produits ou en faire la promotion. Mon observation n'est pas du tout scientifique, mais s'il y a une chose que j'ai apprise avec le temps, c'est que lorsque quelqu'un utilise ces messages sans trop de nuances, ceux-ci entretiennent probablement un lien avec l'industrie agroalimentaire.

« L'IMPORTANT, C'EST DE BOUGER »

La première stratégie vise la responsabilité individuelle. Elle pourrait être illustrée par « Si les gens sont obèses, c'est leur faute. »

Comme le disait le Global Energy Balance Network, l'industrie agroalimentaire aime rappeler que le poids est une question de calories ingérées, mais également de calories évacuées. Cet argument laisse donc supposer que l'on peut manger autant de calories que l'on veut. L'important est d'en dépenser autant. Donc, si les taux d'obésité sont élevés, c'est parce que les gens ne bougent pas assez.

Le problème, c'est qu'il a été démontré à de nombreuses reprises que l'activité physique, à elle seule, ne permet pas de perdre du poids ou, du moins, très peu. C'est l'alimentation qui détient l'impact le plus important[63].

Pour vous l'expliquer, rien de mieux que d'examiner une publicité de Coca-Cola qui, en 2013, indiquait comment brûler 140 calories, soit celles contenues dans une canette de sa boisson phare[64].

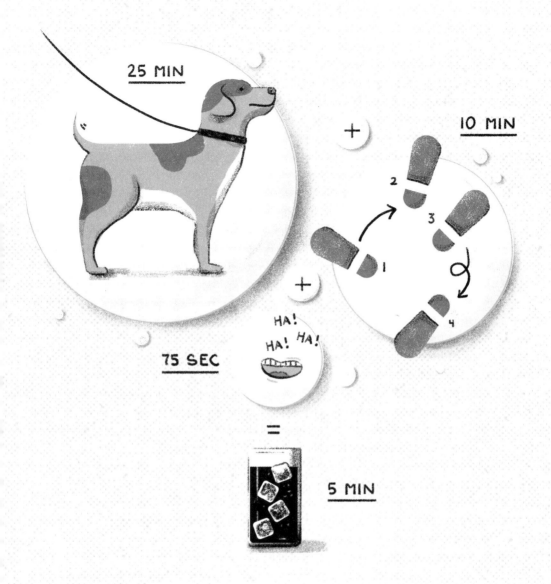

25 MIN

10 MIN

75 SEC

HA! HA! HA!

5 MIN

Alors qu'il nous faut moins de cinq minutes pour ingérer cette quantité d'énergie, il faudrait, selon Coca-Cola, marcher 25 minutes avec son chien, danser 10 minutes dans un club, rire de façon exagérée pendant 75 secondes et danser de nouveau pour brûler ces 140 calories. Il est donc beaucoup plus facile d'ingérer de grandes quantités de calories que de les évacuer.

Il est clair que nous sommes sédentaires. Et nous savons que faire de l'activité physique est une habitude qui procure de nombreux bienfaits pour la santé, même sans perte de poids. Il vaut donc mieux trouver une activité qui nous procure du plaisir, plutôt que d'utiliser le chiffre sur la balance comme source de motivation.

« ON NE FORCE PAS LES GENS À ACHETER NOS PRODUITS »

Un autre argument est de dire que les compagnies ne forcent pas les gens à consommer leurs produits. « Si vous êtes obèses, c'est que vous mangez trop. » Encore une fois, cette stratégie déplace la responsabilité de l'industrie sur les épaules des consommateurs. D'abord, cet argument est un peu douteux, puisqu'il s'agit d'une espèce d'aveu que manger leurs produits est associé à l'obésité. De plus, c'est un argument qui ne tient pas la route.

Chaque année, l'industrie agroalimentaire investit des millions de dollars en marketing pour nous convaincre d'acheter ses produits. Si elle le fait, c'est parce que ça fonctionne. On veut croire que l'on est rationnels et que l'on est maîtres de nos choix, mais nous sommes rarement insensibles au marketing alimentaire.

Évidemment, ce ne sont pas des publicités pour des fruits et des légumes frais qui accaparent la plus grosse partie des budgets. Par exemple, en analysant les 10 sites Internet les plus populaires

chez les jeunes Canadiens, il a été observé que 90 % des publicités présentées concernaient des aliments à faible valeur nutritive. Parmi les aliments les plus fréquemment affichés se trouvaient les Pop-Tarts, les Frosted Flakes et les Froot Loops de Kellogg, le Joyeux festin de McDonald's, les Lunchable's de Kraft et le Red Bull[65].

Il y a, de façon évidente, moins d'argent à gagner en disant aux gens de manger plus de fruits et de légumes qu'en leur vendant des produits ultra-transformés. Avantager les aliments ultra-transformés de l'industrie agroalimentaire constitue une bataille déloyale.

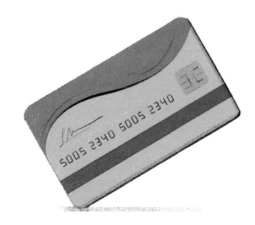

« ARRÊTEZ DE VISER NOS PRODUITS,
ILS NE SONT PAS LES SEULS EN CAUSE »

François, un enfant de huit ans, se fait prendre à dessiner sur le mur de sa chambre. En espérant diminuer sa punition, il indique sa petite sœur de deux ans, qui tient un crayon dans sa main, et dit : « Juliette aussi dessinait ! »

Bien essayé, François, mais meilleure chance la prochaine fois...

Jouer à la victime, tenter de faire pitié et, surtout, montrer les autres du doigt sont parmi les stratégies pratiquées par l'industrie agroalimentaire. Cette dernière peut dire qu'il est injuste de toujours la blâmer, alors que toutes les calories, donc tous les aliments, comptent.

Par exemple, en 2016, des organismes de santé publique ont proposé que l'on appose, sur les boissons sucrées, un avertissement, comme pour les paquets de cigarettes, signalant que ces boissons contribuent notamment à l'obésité et au diabète. Que vous soyez pour ou contre ce genre d'initiative n'est pas important.

Ce qui l'est, c'est ce qu'a répondu un porte-parole de l'Association canadienne des boissons, qui représente 80 % des fabricants de boissons non alcoolisées comme Coca-Cola, Red Bull et PepsiCo. En entrevue, cette personne a déclaré que si l'on décidait d'inscrire sur une canette de boisson gazeuse que boire ce produit contribuait à l'obésité, on aurait pu inscrire la même chose sur un sac de carottes[66]. Toutes les calories comptent !

Oui, toutes les calories comptent, mais avant de consommer trop de calories sous forme de carottes, votre estomac risque probablement d'exploser. Et c'est sans oublier que le « problème » des boissons sucrées n'est pas seulement leur teneur élevée en calories, puisqu'elles en engendrent d'autres, comme la carie dentaire.

Bien essayé, mais meilleure chance la prochaine fois...

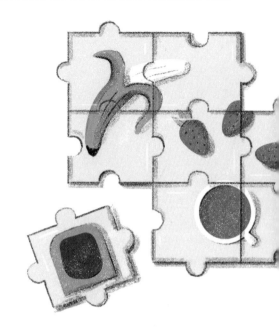

« TOUS LES ALIMENTS ONT LEUR PLACE DANS UNE SAINE ALIMENTATION »

Si montrer les consommateurs ou les autres aliments du doigt ne fonctionne pas, on utilise d'autres arguments. Comme dire que tous les aliments, même ceux de l'industrie agroalimentaire, ont une place dans une saine alimentation.

En 2011, la compagnie Nutella a inséré une brochure publicitaire dans des magazines canadiens. L'entreprise y partageait des conseils sur le déjeuner des enfants. On y lisait, par exemple : « Démarrez la journée de vos enfants avec un déjeuner équilibré comprenant du Nutella : une portion de Nutella (19 g) sur une tranche de pain à grains entiers, servie avec un morceau de fruit et un verre de lait[67]. »

La tartinade, composée en majorité de sucre et d'huile de palme, possède une valeur nutritive qui s'apparente à celle du glaçage à gâteau[68].

Je l'ai déjà souligné plusieurs fois : il n'y a pas de bons ou de mauvais aliments. Il est réducteur de les classer en deux catégories coupées au couteau. Oui, on peut manger des croustilles, des biscuits et des gâteaux. Oui, on peut boire des boissons gazeuses. Mais en petite quantité, ce qui n'est présentement pas le cas. À l'inverse, manger uniquement de « bons » aliments ne vous assurera pas la santé éternelle.

L'industrie adore que les nutritionnistes diffusent ce genre de message. Le seul problème quand un membre de l'industrie le reprend est qu'une petite phrase en est généralement absente. Certains aliments méritent une plus grande place que d'autres au sein de notre alimentation, mais ce ne sont pas ceux ultra-transformés par l'industrie agroalimentaire.

« PLUS DE RECHERCHE EST NÉCESSAIRE »

Si toutes ces stratégies ne fonctionnent pas, l'industrie cherche alors à installer un doute dans la tête des gens en disant qu'il faudrait plus de recherche pour prouver que leurs produits sont associés à des problèmes de santé. C'est une « excellente » stratégie. En effet, quel scientifique voudrait être celui qui dit que l'on n'a pas besoin de faire plus de recherche ?

Oui, la science est constamment en évolution. Et, oui, il faut plusieurs preuves pointant dans la même direction pour assembler notre casse-tête et faire des affirmations qui ont du sens et en lesquelles on a confiance. Or, la science de la nutrition est tellement vaste qu'il est assez rare d'obtenir des conclusions définitives. Ainsi, l'une des méthodes de l'industrie agroalimentaire est de relever les failles dans les dossiers qui nuisent à ses ventes.

Par exemple, en 2017, des chercheurs subventionnés par l'International Life Sciences Institute (ILSI North America),

un groupe financé par plus de 400 compagnies agroalimentaires, ont publié une analyse des recommandations émanant de différents organismes de santé publique sur le sucre. Comme vous devez vous en douter, celles-ci indiquent généralement de limiter la consommation de sucre. La conclusion de l'étude ? Ces recommandations ne devraient pas être considérées comme fiables car, selon les chercheurs, les preuves scientifiques sont de faible qualité[69].

Semer le doute, sans dire que c'est faux, est souvent suffisant pour aider à changer ce que l'on pense d'un sujet donné. Comme je le disais précédemment, quand l'industrie agroalimentaire finance des études scientifiques qui tentent de dévoiler l'image globale du lien entre les boissons gazeuses et le poids, ces études ont plus de chances de conclure que le lien n'est pas clair, donc, qu'il faudrait plus de recherche.

« NOUS FAISONS PARTIE DE LA SOLUTION, PAS DU PROBLÈME »

Finalement, après avoir tout tenté, il reste une dernière stratégie, celle de donner l'impression de faire partie de la solution. Après tout, on ne peut pas être la cause d'un problème si l'on aide à l'éradiquer, n'est-ce pas ? Cette stratégie est utilisée notamment quand l'industrie agroalimentaire fait affaire avec des organismes de santé publique, qu'elle finance des projets de recherche ou qu'elle s'associe avec des professionnels de la santé. Le but est de montrer qu'elle fait aussi partie de la solution.

C'est le même principe lorsque des chaînes de restauration rapide décident d'offrir un outil à leurs consommateurs pour calculer les calories et les nutriments contenus dans les repas qu'ils vendent. « On ne fait pas partie du problème si l'on vous donne une solution pour vous contrôler vous-mêmes. »

La compagnie Dairy Queen organise la journée Déli-Dons depuis plus de 10 années. Au cours de cette journée, la compagnie offre à des hôpitaux pour enfants les profits des ventes de Blizzard, un dessert glacé pouvant contenir plus de 1000 calories, selon le format[70].

En plus de ces associations qui offrent une image « santé » aux compagnies, une autre stratégie permet à l'industrie agroalimentaire de se positionner comme une solution aux problèmes d'obésité et de maladies chroniques. C'est celle à laquelle nous sommes le plus exposés : le maquillage des aliments ultra-transformés. Le prochain chapitre se penche sur la façon dont l'industrie s'adresse directement à nous quand nous faisons notre épicerie.

En bref

L'industrie agroalimentaire, constituée d'une poignée de grosses compagnies et d'associations, est énorme et génère des milliards de dollars annuellement. Comme n'importe quelle industrie, elle a pour objectif de faire des profits. Or, comme les besoins en calories d'une population sont limités par le nombre d'individus et par leur biologie, l'industrie doit trouver des façons de vendre plus de calories que nécessaire pour engranger des profits sans cesse grandissants.

Comme les principales problématiques de santé publique, dans les pays industrialisés, sont l'obésité, le diabète, les cancers et les maladies cardiovasculaires, et comme ces maladies sont associées à une trop grande consommation d'aliments ultra-transformés, les objectifs de l'industrie agroalimentaire et ceux des professionnels de la santé se butent les uns contre les autres.

Pour pallier le problème, l'industrie agroalimentaire s'est emparée de la science de la nutrition afin que celle-ci constitue une arme contre ceux qui la critiquent d'être à l'origine de tous ces problèmes de santé contemporains. Pour ce faire, elle subventionne des études, paie des chercheurs, s'infiltre dans l'éducation des professionnels de la santé, engage ces derniers et combat les initiatives de santé publique qui nuisent aux ventes.

Une association avec l'industrie agroalimentaire, pour un chercheur ou un professionnel de la santé, ne signifie pas automatiquement que l'information qu'il partage est fausse ou biaisée. Par contre, en connaissant ces stratégies, il devient impératif pour ceux qui tentent de voir clair dans la cacophonie nutritionnelle de toujours chercher à déceler les traces de l'industrie agroalimentaire dans les messages qu'ils reçoivent.

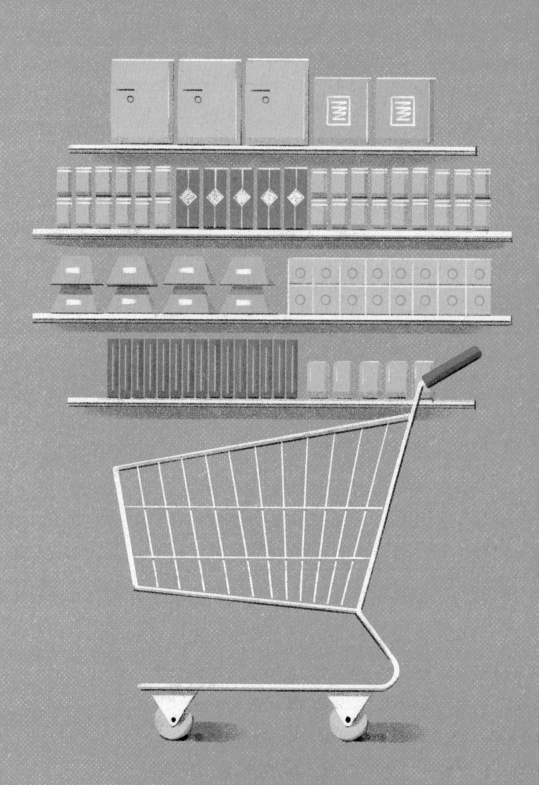

CHAPITRE 8

Le supermarché

Chaque fois que nous entrons dans un supermarché, les aliments crient à tue-tête pour attirer notre attention. (Non, je ne me suis pas trompé de sorte de champignons dans ma sauce à spaghetti...) En effet, leurs emballages ont été créés pour nous envoyer des messages qui nous influencent et nous poussent à les acheter.

Oui, les couleurs, les formes, les textures, les petits personnages *cute* sur les emballages et leur positionnement sur les étagères sont autant de facteurs qui entrent dans l'équation. Mais lorsque l'industrie agroalimentaire a compris qu'elle avait affaire à une société constituée d'individus pour qui la santé est importante ou, du moins, qui tentent de mieux s'alimenter sans trop d'efforts, elle a commencé à miser sur la nutrition pour vendre davantage.

Or, les marges de profits sont beaucoup plus grandes pour les ingrédients très transformés, car ceux-ci ne coûtent pas cher à produire et se conservent plus longtemps que les aliments frais. On pense, par exemple, aux farines raffinées, à l'huile de soya ou de maïs, au sirop de glucose-fructose, au sucre et au sel. L'industrie ne veut pas créer des aliments peu nutritifs à tout prix, mais elle veut vendre des produits qui ont bon goût, qui ne coûtent pas cher, qui se conservent longtemps et qui rapportent gros. Elle n'a donc pas vraiment d'autre choix que celui de créer ces aliments ultra-transformés. Et pour leur conférer une allure santé, elle se tourne vers le nutritionnisme.

L'industrie agroalimentaire ADORE le nutritionnisme. En 2017, une équipe de chercheurs de Toronto a déterminé qu'au Canada environ un produit alimentaire sur deux affiche une forme ou une autre de marketing lié à la nutrition[1]. Pourquoi ? Parce que ça fait vendre !

Dans ce chapitre, je vous parle de la façon dont la nutrition nous est présentée lorsque nous sommes au supermarché. Mon but est de vous faire réaliser que, malheureusement, ces messages ne sont souvent que de la poudre aux yeux. Car ces belles mentions maquillent généralement des produits ultra-transformés qui ne méritent pas notre attention.

L'ÉTIQUETAGE NUTRITIONNEL DES ALIMENTS

C'est Santé Canada qui s'occupe d'élaborer la réglementation sur l'étiquetage nutritionnel. Par contre, c'est l'Agence canadienne d'inspection des aliments qui se charge de la faire respecter. Je ne m'attarderai pas sur ceux qui enfreignent la loi, mais plutôt sur les messages que le gouvernement permet aux entreprises d'inscrire sur leurs produits. En effet, si celles-ci respectent certains critères nutritionnels, elles ont accès à un arsenal de phrases et de mentions qu'elles peuvent apposer sur une étiquette.

Quand on parle d'étiquetage nutritionnel, il s'agit du tableau de la valeur nutritive, de la liste des ingrédients et des allégations diverses. Même si ce tableau n'est obligatoire sur la plupart des aliments préemballés que depuis 2007, l'étiquette des produits alimentaires représente une des sources d'information en nutrition les plus utilisées par les Canadiens[2, 3].

À la base, le but de Santé Canada est de permettre aux consommateurs d'être mieux informés sur le contenu des aliments qu'ils achètent. Et c'est une bonne chose. Malheureusement, se fier à l'étiquetage peut parfois nous jouer des tours. Dans bien des cas, il faut prendre l'information avec un grain de sel et faire attention pour ne pas tomber dans certains pièges.

LES ALLÉGATIONS

D'abord, il y a les allégations relatives à la valeur nutritive. Celles-ci vont mentionner la teneur en nutriments ou en calories de l'aliment. Ce sont des mentions comme « excellente source de fibres », « teneur élevée en protéines » ou « contient du calcium ». De l'autre côté, le fabricant peut mettre de l'avant la teneur de nutriments « à limiter » avec des mentions comme « faible en matières grasses », « pauvre en sodium » ou « moins de cholestérol[4] ».

La deuxième catégorie d'allégations permises par le gouvernement est celle des allégations santé. Dans ce cas-ci, le fabricant peut indiquer des bénéfices pour la santé qui sont liés à l'aliment ou au nutriment présent dans le produit. Par exemple, une mention comme : « Une alimentation saine comprenant des aliments à teneur élevée en potassium et pauvre en sodium peut réduire le risque d'hypertension, facteur de risque d'accident cérébrovasculaire et de maladie du cœur. [Nom de l'aliment] ne contient pas de sodium. »

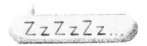

Oups ! Excusez-moi, je me suis endormi à la moitié de la phrase… Il faut dire que cette formulation est beaucoup plus vague et difficile à comprendre pour le consommateur, et cela explique probablement pourquoi ce genre d'allégation est rarement utilisé par l'industrie[5].

Finalement, le fabricant peut aussi décrire l'effet qu'ont certains nutriments sur le corps. Ce sont les allégations nutritionnelles fonctionnelles. Par exemple : « La vitamine K contribue au maintien des os » ou « Le magnésium joue un rôle dans le métabolisme de l'énergie, la formation des tissus et la croissance osseuse[6]. » (#nutritionnisme)

De tous les produits qui portent un message lié à la nutrition, environ la moitié (45,5 %) affiche une allégation relative à la valeur nutritive[7]. En effet, le fait de porter une allégation relative à la santé ou à la valeur nutritionnelle encourage l'achat de ces produits[8].

Une des raisons qui explique ce succès est l'effet de halo santé.

L'EFFET DE HALO SANTÉ

L'effet de halo, c'est le fait qu'une caractéristique particulière peut influencer la perception globale que l'on se fait d'un individu ou d'un produit. Comme lorsque quelqu'un met un sarrau blanc pour avoir l'air plus crédible. Le sarrau ne change rien à l'individu, mais il change la perception que l'on a de ses connaissances.

En alimentation, l'industrie utilise cet effet pour conférer une impression de « santé » à ses produits. Par exemple, mettre l'accent sur une caractéristique « santé », comme un nutriment vedette, fait naître chez le consommateur une opinion plus positive de l'aliment. C'est ce que l'on appelle « effet de halo santé[9] ». Il a été démontré que le fait d'indiquer une allégation sur la santé ou sur la valeur nutritive d'un aliment peut amener les consommateurs à croire que le produit est meilleur pour eux. Toutes ces allégations servent ainsi l'industrie en lui offrant des outils qui lui permettent de conférer un halo santé à leurs produits.

Par exemple, une des tendances populaires en matière de marketing nutritionnel est celle du *clean label*. Le but des entreprises est de rendre leur étiquette le plus « propre » possible en évitant l'absence de composantes « douteuses » dans l'esprit des consommateurs. Je pense à « sans gluten », « sans lactose », « sans édulcorants de synthèse », « sans colorants artificiels », « sans sucre ajouté », « sans gras trans » ou « sans OGM ». De cette manière, l'industrie confère automatiquement une aura santé au produit, même s'il ne l'est pas nécessairement.

On peut penser aux croustilles « sans cholestérol », qui n'en contiennent généralement même pas à la base. Mais si, pour nous, cholestérol = mauvais, alors un produit qui s'affiche « sans cholestérol » devient instantanément bon à nos yeux, même si la seule modification au produit a été d'inscrire quelque chose sur l'emballage.

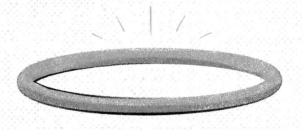
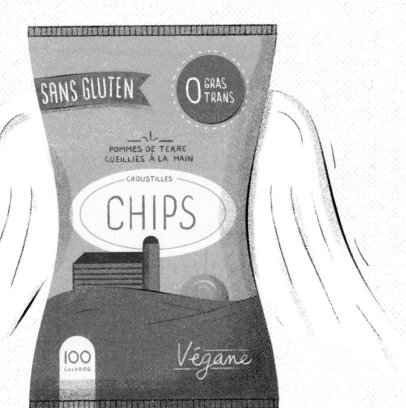

L'industrie peut aussi mettre de l'avant les nutriments qui ont bonne réputation, pour que l'on ne s'attarde pas aux « mauvais » nutriments. Par exemple, les protéines sont généralement considérées comme de « bons » nutriments. Ainsi, en mettant de l'avant la teneur en protéines, soit dans le nom du produit ou par des allégations, l'industrie peut profiter de l'effet de halo qui pousse les gens à croire que le produit est meilleur. Mais quelle est l'utilité d'un produit ultra-transformé riche en protéines quand 97 % des Québécois comblent ou dépassent déjà leurs besoins en ce nutriment[10] ? Le profit, comme d'habitude !

Certains termes non nutritionnels peuvent également contribuer à cet effet. Par exemple, le fait d'écrire « sucre de fruits » plutôt que « sucre » sur un emballage peut faire paraître le produit plus « santé[11] ». Des termes comme « biologique », « nourri à l'herbe », « élevé en liberté », « pressé à froid », « naturel » et « équitable » exercent également un effet de halo santé, même lorsque ceux-ci n'ont aucun lien avec la valeur nutritive du produit.

LES ALLÉGATIONS : EXCELLENTE SOURCE DE... BULLSHIT

Maintenant, vous êtes familiers avec le nutritionnisme et le fait que la présence ou l'absence d'un nutriment ne dit absolument rien de la valeur réelle d'un produit, du point de vue de la santé. C'est trop réducteur ! Je sais que je me répète, mais les compagnies n'ont pas pour objectif d'offrir des produits bons pour la santé. Les produits doivent seulement avoir l'air « santé » afin de convaincre les consommateurs de les acheter.

Par exemple, quand les gras ont commencé à avoir mauvaise presse, les produits portant des mentions sur leur faible teneur en gras se sont multipliés. Or, on sait maintenant que, pour compenser la perte de goût due à la diminution du gras, plusieurs compagnies se sont mises à ajouter du sucre. Dans une étude américaine publiée en 2017, on évaluait qu'encore aujourd'hui environ 10 % des produits alimentaires affichent une mention « faible en gras ».

Cela étant dit, les produits qui arborent les mentions « faible en » ou « sans » n'offrent pas nécessairement un profil nutritionnel plus intéressant que ceux qui n'en portent pas[12].

Pire encore, cela ne veut même pas dire que le produit contient moins du nutriment en question, lorsque comparé à d'autres produits équivalents. Par exemple, un biscuit portant la mention « faible en sucre » pourrait contenir moins de sucre que la version « ordinaire » du même biscuit de la même compagnie, mais pas moins de sucre que d'autres biscuits qui n'ont pas d'allégation[13]. Mais puisque ces produits ont « l'air santé » aux yeux des consommateurs, cela peut en encourager l'achat[14].

EMBALLÉS PAR LE NUTRITIONNISME

Ces allégations misent beaucoup sur le nutritionnisme et notre propension à considérer les aliments comme une simple addition de nutriments. Évidemment, le fabricant choisit l'information qu'il va mettre de l'avant toujours dans le but d'avantager l'image que les consommateurs se font de ses produits. Cela permet à l'industrie agroalimentaire de vendre de nouveaux produits ultra-transformés en masquant la pauvreté de leur profil nutritionnel par quelques allégations sur des nutriments vedettes.

Pour aller plus loin, ce genre de stratégie nuit même aux messages sur la saine alimentation. Par exemple, quand on a commencé la guerre contre le gras, plutôt que de nous attaquer aux aliments ultra-transformés, qui en sont une source indéniable, nous nous sommes limités à un seul nutriment. Cela a permis à l'industrie de se présenter comme une solution, plutôt que comme une cause, à la problématique d'obésité. « Mangez plus de nos aliments ultra-transformés faibles en gras ! » Cette stratégie a donné naissance à de nombreux produits comme des biscuits Oreo, des hamburgers de McDonald's ou des Pop Tarts faibles en gras[15]. Elle a aussi contribué à « démoniser » des aliments frais, mais riches en gras, comme les avocats et les noix.

C'est la même histoire quand l'industrie crée des boissons sucrées, des biscuits ou des céréales à déjeuner auxquels elle ajoute de « bons » nutriments. Même si ces aliments sont peu intéressants d'un point de vue nutritionnel, l'industrie réussit à convaincre les gens qu'ils ne sont pas si mauvais parce qu'ils sont une « bonne source de calcium » ou « riches en fibres ». Ainsi, comme consommateurs, on peut avoir l'impression de faire un excellent choix en achetant, par exemple, des biscuits riches en fibres. Cela semble être une bonne façon de combler nos besoins en ce nutriment que l'on nous encourage à consommer. On peut aussi croire que parce que l'on y retrouve de « bons » nutriments, évidemment vantés sur l'emballage, cela compense pour les « mauvais » nutriments qui s'y trouvent[16], mais dont il n'est pas fait mention.

Mais le problème prend de l'ampleur lorsque les consommateurs se fient à ce genre de produits pour combler leurs besoins nutritionnels. Prenons l'exemple d'une personne qui ne mange pas beaucoup de fruits et de légumes. Plutôt que d'ajouter ceux-ci, que l'on dit riches en vitamines et en minéraux, dans son assiette, elle pourrait croire qu'il suffit de se tourner vers des céréales à déjeuner enrichies en vitamines et en minéraux pour combler ses besoins en nutriments.

LES ALIMENTS FONCTIONNELS

Une autre catégorie de produits alimentaires qui repose sur les fondements du nutritionnisme comme argument de marketing sont les aliments fonctionnels. Ils sont vendus comme contenant des nutriments censés être bénéfiques pour la santé.

C'est en 1988, au Japon, que le premier aliment fonctionnel a été conçu. C'était une boisson gazeuse contenant des fibres, Fibre Mini. Aujourd'hui, on en retrouve des centaines. Il existe des aliments fonctionnels qui renferment naturellement des composés bénéfiques, comme l'avoine, qui contient des fibres solubles, ou le poisson, qui contient des oméga-3[17]. Mais ce sont souvent des produits qui sont enrichis. Selon Agriculture et Agroalimentaire Canada, un aliment fonctionnel est un aliment qui a été renforcé avec des ingrédients bioactifs et qui offre des bienfaits démontrés pour la santé[18]. En gros, ce sont surtout des produits qui sont créés et vendus comme procurant un bénéfice particulier sur la santé. Par exemple, un yogourt contenant des probiotiques, un œuf enrichi d'oméga-3, des pâtes enrichies de fibres de pois ou du jus de fruits enrichi de calcium.

Marion Nestle, qui fut professeure de nutrition à la New York University jusqu'en 2017, décrit plutôt les aliments fonctionnels ainsi : « des aliments "marketés" comme ayant des bénéfices spécifiques sur la santé ». Et elle a raison de le faire[19].

Pour que les effets de ces aliments soient prouvés, il faut que quelqu'un les aient étudiés. D'après vous, qui a l'argent pour financer des études sur de nouveaux produits alimentaires ? Oui, ce sont les grosses entreprises qui ont les moyens de concevoir des aliments fonctionnels et de faire de la recherche pour en prouver les bienfaits, ce qui leur donne de nouveaux arguments marketing dans l'espoir de vendre davantage de ces produits.

Encore une fois, on ne fait que capitaliser sur une seule caractéristique bien précise et réductrice de ce produit, comme son enrichissement en probiotiques ou en calcium. De l'autre côté, les aliments frais, comme la pomme et l'orange, ne bénéficient pas de budget faramineux ni d'emballages pour vanter leur valeur nutritive ou leurs bienfaits sur notre santé. Pourtant, ils en procurent, eux aussi.

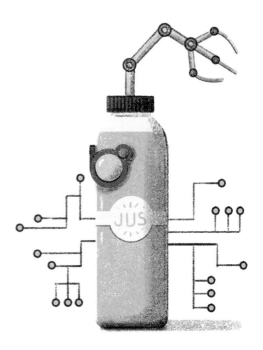

LES LOGOS SANTÉ : CHACUN POUR SOI

Pour attirer l'œil des consommateurs soucieux de leur santé, l'industrie a également déployé un arsenal de logos santé, comme ces petits pictogrammes apposés sur l'emballage de ses produits. On donne ainsi au consommateur l'impression qu'il s'agit d'un bon choix, parce que le logo nous indique que c'est un « produit santé ». Pourtant, ce logo permet seulement de mettre en valeur les caractéristiques choisies par l'industrie.

Malheureusement, ces logos ne sont pas réglementés et ils sont devenus une source de cacophonie nutritionnelle dans les allées de nos supermarchés. En 2013, des chercheurs de Toronto ont publié les résultats d'une analyse des logos santé (ou des systèmes d'évaluation nutritionnelle inscrits sur les étiquettes des emballages). Ils ont répertorié 158 systèmes différents, dont seulement deux avaient été conçus par des organismes à but non lucratif[20]. De ceux-ci, celui de la Fondation des maladies du cœur et de l'AVC du Canada

a été retiré du marché en 2014, après de nombreuses critiques. Bref, ces systèmes et logos émanent directement de l'industrie agroalimentaire et chacun utilise sa propre classification et ses propres critères pour mettre ses produits en valeur.

Il est donc absolument impossible de s'y fier.

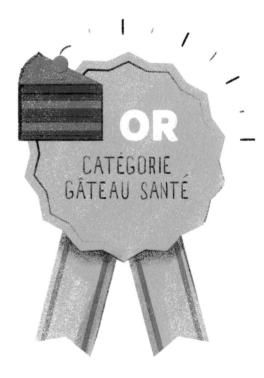

TABLEAU DE LA VALEUR NUTRITIVE

Le tableau de la valeur nutritive nous renseigne sur la teneur en calories des aliments, mais également sur la quantité de 12 nutriments qu'ils contiennent. Ces nutriments sont sélectionnés soit parce qu'ils sont à éviter – gras trans et saturés, sucre, cholestérol et sodium – soit, au contraire, parce qu'ils manquent généralement à notre alimentation, comme les fibres, le fer, le calcium et le potassium[21].

Lors de la plus récente modification de l'étiquetage nutritionnel, Santé Canada a décidé de retirer les vitamines A et C de ce tableau parce que la plupart des Canadiens en consomment suffisamment. L'organisme a également ajouté le potassium parce que c'est un nutriment qui semble bénéfique pour la santé du cœur (#nutritionnisme) mais que la plupart des Canadiens ne consomment pas assez[22].

Sauf que, comme vous le savez maintenant, les nutriments d'un aliment ne sont pas les seuls facteurs à considérer pour le choisir. Et ceux affichés dans le tableau ne sont pas les seuls réellement importants, puisque les aliments contiennent des centaines de molécules différentes. C'est une des lacunes de cet outil. Comme l'industrie agroalimentaire sait que les consommateurs lisent attentivement ces tableaux, elle va les utiliser pour faire paraître ses aliments plus « santé ».

Le tableau de la valeur nutritive peut être utile dans certains cas, comme pour comparer des produits entre eux. Toutefois, pour être bien honnête avec vous, je n'en suis pas le plus grand fan. Voici pourquoi.

COMMENT LES VALEURS SONT-ELLES ÉTABLIES ?

Les compagnies ont deux options lorsqu'elles veulent établir le tableau de la valeur nutritive d'un produit. La méthode la moins coûteuse est de se fier aux banques de données nutritionnelles. De nombreux pays possèdent ce genre de bases de données qui comprennent les valeurs nutritionnelles de milliers d'aliments. Au Canada, on l'appelle le Fichier canadien sur les éléments nutritifs (FCEN[23]). C'est le *BFF* des nutritionnistes ! Il suffit d'inscrire l'aliment que l'on cherche et on peut en générer un profil nutritionnel, indiquant la teneur en calories, en sucres, en fer, etc.

Bien qu'il soit permis de l'utiliser, Santé Canada ne recommande pas aux compagnies de se servir du FCEN pour établir le tableau de la valeur nutritive de leurs produits, mais plutôt de se tourner vers d'autres bases de données commerciales, ou de se fier aux fournisseurs[24, 25]. Peu importe la base de données qu'elles utilisent, les compagnies peuvent entrer leurs recettes dans un logiciel et cela leur permet de générer un tableau de la valeur nutritive. Mais cette méthode donne des résultats peu précis. Pourquoi ?

Tout d'abord, on trouve parfois des erreurs dans le FCEN et probablement dans les autres bases de données. Par exemple, en 2014, une nutritionniste a découvert qu'une erreur s'était glissée dans le profil nutritionnel des palourdes[26]. À cause d'une simple faute de frappe qui avait déplacé une virgule, cet aliment était soudainement « devenu » l'une des meilleures sources de fer parmi tous les aliments. La banque de données avait multiplié sa teneur réelle par 10. Ce fait peut paraître banal, mais qui sait depuis combien d'années cette erreur se trouvait là et combien de tableaux de la valeur nutritive ont été élaborés avec cette donnée ? Les palourdes demeurent une bonne source de fer, mais si une personne s'était fiée sur cette teneur astronomique pour combler ses besoins en fer, elle aurait été loin de les atteindre.

Ensuite, il faut comprendre que ces données ne sont que des moyennes. Comme vous le savez, les aliments sont vivants. Même si les méthodes utilisées tentent de représenter le plus fidèlement la réalité, il est impossible que la moyenne des analyses de 10 ou 100 pommes, par exemple, puisse représenter l'ensemble de toutes les pommes. Trop de facteurs modifient leur valeur nutritionnelle. Cette méthode est-elle alors dénuée d'intérêt ? Non, car c'est une base essentielle à partir de laquelle travailler. Elle nous permet, comme consommateurs, de nous faire une idée des nutriments présents dans les aliments.

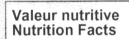

Valeur nutritive
Nutrition Facts

pour 1 tasse (250 mL)
Per 1 cup (250 mL)

Calories 110	% valeur quotidienne* % Daily Value*
Lipides / Fat 0 g	0 %
saturés / Saturated 0 g	0 %
+ trans / Trans 0 g	
Glucides / Carbohydrate 26 g	
Fibres / Fibre 0 g	0 %
Sucres / Sugars 22 g	22 %
Protéines / Protein 2 g	
Cholestérol / Cholesterol 0 mg	
Sodium 0 mg	0 %
Potassium 450 mg	10 %
Calcium 30 mg	2 %
Fer / Iron 0 mg	0 %

*5% ou moins c'est **peu**, 15% ou plus c'est **beaucoup**
*5% or less is **a little**, 15% or more is **a lot**

INGRÉDIENTS / INGRÉDIENT

L'autre méthode utilisée par les compagnies consiste en l'analyse de leurs produits en laboratoire. Ce procédé coûte plus cher, mais les résultats sont, en général, plus précis que lorsque l'on utilise des bases de données génériques. Malgré tout, la même limite s'applique puisque l'on travaille avec du vivant. Si l'entreprise change la provenance d'un ingrédient, cela peut modifier la valeur nutritive. Par exemple, si la compagnie utilise des fraises de la Californie en hiver parce qu'elle n'a pas accès à des fraises fraîches du Québec, il est bien possible que les quantités de nutriments fluctuent selon les saisons.

Je vous entends me dire : « C'est bien beau tout ça mais, au final, il y a bien un chiffre inscrit sur l'étiquette. Donc, malgré toutes les difficultés rencontrées, les compagnies sont capables d'arriver à un résultat fiable, non ? » Fiable, oui, si l'on accepte qu'il s'agit plus d'une approximation que d'une exactitude.

À PEU PRÈS LA RÉALITÉ

Pour toutes les raisons énoncées précédemment, Santé Canada accorde aux entreprises une marge d'erreur de 20 %.

Oui, vous avez bien lu. Le chiffre inscrit sur l'étiquette est exact à plus ou moins 20 %. Pour les protéines, les glucides, les fibres, les vitamines et les minéraux, il faut que la quantité réelle constitue au minimum 80 % de la valeur inscrite. Donc, s'il est indiqué « 1000 mg de calcium » sur l'étiquette, il serait légal d'en avoir seulement 800 mg. Pour les calories, les lipides, les acides gras saturés, les acides gras trans, le cholestérol, les sucres et le sodium, la valeur réelle doit être au maximum à 120 % de la valeur inscrite. Donc, si une étiquette indique que chaque portion contient 200 calories, celle-ci peut en contenir 240 et ce sera tout à fait légal[27].

Bref, les chiffres inscrits dans le tableau de la valeur nutritive représentent à peu près la réalité. On peut donc s'en servir pour comparer des produits entre eux.

Par exemple, si je compare deux sauces, et que l'une d'elle affiche 90 % de la valeur quotidienne en sodium, alors que l'autre affiche 25 %, celle à 25 % est moins salée. Mais si l'une affiche 30 % et l'autre, 35 %, on peut estimer qu'elles sont assez semblables.

En ce sens, l'information est utile, mais il faut arrêter de croire que l'on peut utiliser ces chiffres comme s'ils étaient parfaits et calculer au milligramme près nos apports en vitamines et minéraux. Ce serait inutile et trompeur parce que ces données ne sont pas assez précises. De plus, 12 nutriments, c'est trop peu pour témoigner de la valeur nutritionnelle d'un aliment !

PEUT-ON CLASSER LES ALIMENTS SUR LA BASE DE LEURS NUTRIMENTS ?

Dans le chapitre sur le nutritionnisme, je vous ai dit à de nombreuses reprises qu'un aliment est plus que la somme de ses nutriments. Après tout, selon le degré de transformation ou les autres aliments avec lesquels on le mange, l'absorption et l'effet des nutriments peut changer drastiquement. Or, le tableau de la valeur nutritive est un outil très utilisé par les nutritionnistes dans le but de classer les aliments ultra-transformés entre eux. On élabore des critères nutritionnels pour séparer le bon grain de l'ivraie.

Par exemple, pour la catégorie des céréales à déjeuner, on pourrait fixer des critères sur la teneur en fibres – parce que les grains raffinés sont moins intéressants pour la santé – et en sucre parce que ces produits sont souvent très sucrés. Ainsi, on pourrait dire que pour manger de « bonnes » céréales à déjeuner, on devrait choisir les produits contenant au moins tant de grammes de fibres et moins de tant de grammes de sucre.

Au début de ma carrière, je me fiais beaucoup aux critères nutritionnels pour conseiller les gens. Cette façon de faire des membres de ma profession a largement influencé l'offre alimentaire dans les supermarchés. L'établissement de critères nutritionnels qui ne considèrent que quelques produits comme étant de « bons choix » a eu pour effet de pousser les compagnies à modifier leurs produits pour se rapprocher de ces critères.

Depuis, j'ai complètement déchanté et j'ai compris qu'en mettant l'accent sur la valeur nutritive des produits, les nutritionnistes avaient donné à l'industrie agroalimentaire l'occasion de mettre en valeur leurs produits ultra-transformés, en se concentrant sur un « beau » tableau de la valeur nutritive. Voici ce qu'il m'est arrivé.

MEILLEUR CHOIX : LES CÉRÉALES AU CHOCOLAT !

Il y a quelques années, j'ai eu pour mandat, dans le cadre d'une chronique, d'analyser les céréales à déjeuner riches en protéines. Comme nutritionnistes, on a tendance à dire aux gens qu'un bon déjeuner devrait être riche en fibres et en protéines pour bien les soutenir toute la journée. Évidemment, c'est notre propension au nutritionnisme qui nous fait parler ainsi. Parce que cela se résume, en ce qui concerne les céréales à déjeuner, à opter pour des grains entiers, des fruits séchés et des noix.

Bref, pour ce mandat, j'ai analysé une cinquantaine de produits, et seulement trois d'entre eux répondaient aux critères nutritionnels fixés. Bizarrement, un de ces produits n'avait pas du tout cette image « santé », notamment parce qu'il était aromatisé au goût d'un dessert. Mais que des céréales soient sèches et fades comme de l'avoine crue ou goûteuses comme un gâteau au chocolat, les critères nutritionnels sont objectifs. C'est scientifique. Ce sont des chiffres validés par mes pairs. On devrait donc s'y fier, non ?

Eh bien, pas vraiment.

Je suis retourné au produit en question et j'ai commencé à lire la liste des ingrédients. C'est à ce moment-là que j'ai eu mon illumination.

Les compagnies savent qu'avoir un « beau » tableau de la valeur nutritive peut générer plus de ventes. Elles doivent donc trouver le moyen de le rendre attirant aux yeux des consommateurs. Puisque les nutritionnistes vantent les mérites des déjeuners riches en fibres et en protéines (plutôt que de parler en termes d'aliments), l'industrie a dû trouver le moyen de créer des céréales qui répondent à ces critères, sans trop augmenter le prix ni compromettre le goût ou la texture.

Plus de grains entiers, de fruits séchés, de noix et de graines dans les céréales à déjeuner constituent une formule gagnante ? Pas vraiment. Pour augmenter le contenu en fibres, l'industrie utilise, entre autres, de l'inuline et des fibres de bale d'avoine, des ingrédients considérés comme des fibres par Santé Canada, mais qui ne procurent pas les mêmes bienfaits que celles naturellement présentes dans les aliments[28, 29]. C'est la stratégie employée pour les « pains blancs intelligents », vendus comme étant aussi bons que les pains de grains entiers. Mais leurs fibres sont tellement moulues qu'elles ne procurent simplement plus les mêmes bienfaits.

Pour rajouter un peu de protéines, l'industrie agroalimentaire utilise des résidus de la transformation du soya. Bref, elle peut créer des aliments pratiquement de toutes pièces, peu importe la qualité des ingrédients, du moment que ceux-ci affichent une belle valeur nutritive et qu'ils goûtent bon. Entre les céréales à déjeuner et le Soylent, il n'y a qu'un pas à franchir !

En conclusion, la plupart des céréales à déjeuner sont des aliments ultra-transformés et aucune d'entre elles ne mérite de se retrouver au menu chaque matin. Mais en fournissant aux compagnies un sceau d'approbation pour les produits « les moins pires », les nutritionnistes sont entrés dans une valse avec l'industrie. Et contrairement à ce que je pensais, ce ne sont pas les nutritionnistes qui mènent le bal.

Qui plus est, n'est-il pas dommage de placer au sommet du palmarès des aliments qui arborent un « beau » tableau de la valeur nutritive, quand ceux qui méritent réellement de se trouver quotidiennement dans l'assiette des consommateurs – les aliments frais, par exemple – n'en ont tout simplement pas ?

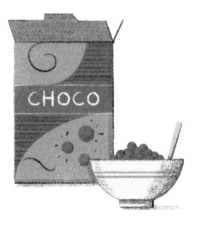

En bref

C'est au supermarché que nous sommes le plus exposés au nutritionnisme et aux stratégies de l'industrie alimentaire pour vendre des aliments. Comme les ingrédients qui génèrent le plus de profits et qui se conservent le plus longtemps sont souvent peu nutritifs, l'industrie doit maquiller les produits qu'elle crée pour leur donner une allure « santé ».

Les allégations et les logos santé misent sur des ingrédients vedettes pour détourner notre attention de ce que contient réellement l'aliment. De la même façon, le tableau de la valeur nutritive, qui présente des approximations plutôt que des valeurs exactes, est devenu un outil supplémentaire pour l'industrie agroalimentaire. En se concentrant sur l'optimisation des nutriments affichés dans le tableau, elle peut donner l'illusion que le produit est intéressant, peu importe la qualité des ingrédients présents.

Dans mon premier livre, *Sauver la planète une bouchée à la fois* (en vente dans toutes les bonnes librairies), je partageais cinq trucs pour choisir des aliments nutritifs au supermarché, sans avoir à regarder le tableau de la valeur nutritive. Ces cinq trucs proviennent, à l'origine, de Marion Nestle, mais, avec le temps, je les ai un peu adaptés. Évidemment, il y a des exceptions à toutes ces règles, mais celles-ci permettent tout de même de voir rapidement un peu plus clair à travers la cacophonie nutritionnelle qui inonde nos supermarchés.

Les trucs de Marion (et Bernard) pour choisir un aliment

sans regarder le tableau de la valeur nutritive

Privilégiez les aliments qui ne présentent pas d'emballage. Même s'ils ne jouissent pas de gros budgets marketing pour vanter leurs bienfaits, ce sont ceux qui doivent se trouver le plus souvent dans votre assiette.

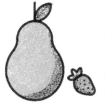

Évitez les aliments qui portent des allégations et des logos santé. Leurs promesses cachent, plus souvent qu'autrement, le côté obscur de la force de l'industrie alimentaire !

Évitez les aliments qui contiennent plus de cinq ingrédients. Généralement, moins un aliment contient d'ingrédients, plus il se rapproche d'un aliment frais.

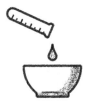

Évitez les ingrédients artificiels. Leur présence indique que l'aliment a été très transformé.

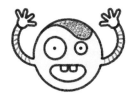

Évitez les aliments qui affichent des personnages. Ils sont pensés pour les enfants et contiennent souvent beaucoup de sucre.

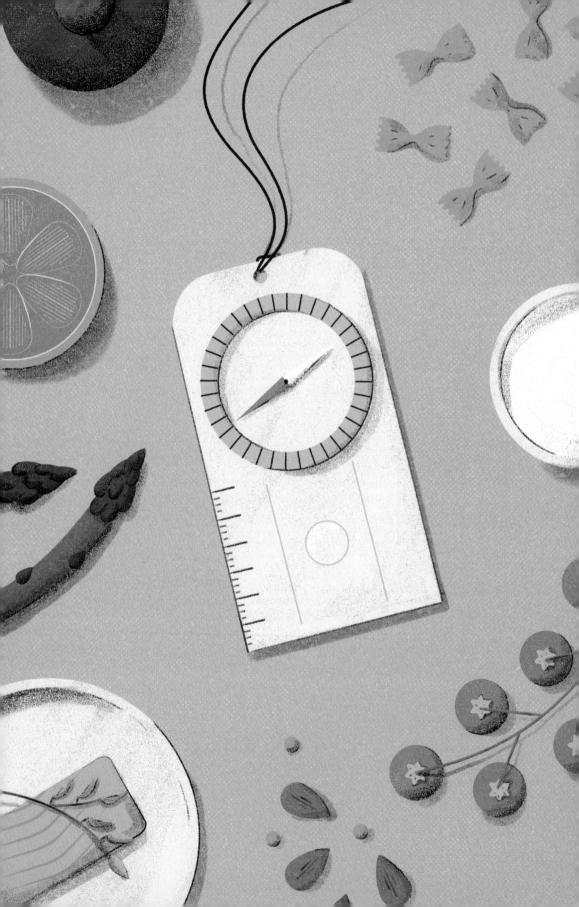

CHAPITRE 9

Les guides alimentaires

Sans surprise, l'une des principales entités qui propagent des messages nutritionnels est notre cher gouvernement. Par l'étiquetage nutritionnel, qu'il réglemente, par ses politiques en matière de santé et d'alimentation et, surtout, par le Guide alimentaire canadien, le gouvernement vise à influencer la façon dont les Canadiens s'alimentent.

La politique alimentaire se trouve dans une période charnière. Le Guide alimentaire canadien présentement en vigueur date de 2007, mais ses jours sont comptés. Pour cette raison, je parlerai de lui au passé. (#RIP)

En effet, le nouveau Guide doit voir le jour en 2018. Cependant, Santé Canada n'a donné aucune précision en ce qui a trait à la date de publication. Avant toute chose, il faut comprendre pourquoi nous utilisons un guide alimentaire. Les plus âgés d'entre nous se souviennent peut-être d'en avoir appris le contenu par cœur quand ils étaient au primaire.

Personnellement, je ne me souviens pas d'avoir été en contact avec cet outil de santé publique avant mon entrée à l'université. Et aujourd'hui, je ne le vois que lorsque, assis à mon bureau, je regarde à travers la fenêtre de la cuisine de mon voisin qui en a aimanté un exemplaire sur son frigo. (Ne le lui dites pas, je pense qu'il *freakerait* un peu…)

Mais pourquoi afficher le Guide alimentaire canadien sur son frigo ? Pour se donner bonne conscience ? Je me demande toujours à quel point mon voisin l'utilise quotidiennement pour garnir ses assiettes. Une portion de ceci, deux portions de cela… En fait, la plupart des gens ne le consultent pas au quotidien. Pour savoir quoi manger, les Canadiens se tournent d'abord vers les médias, leurs amis et leur famille, bien avant de regarder le Guide[1]. Pourtant, si cette publication a fait couler autant d'encre au fil des années, c'est que son influence sur notre alimentation est bien réelle.

À QUOI SERT UN GUIDE ALIMENTAIRE ?

Tout d'abord, il est important de comprendre qu'un guide alimentaire sert à orienter les programmes de santé publique, l'éducation en nutrition et les politiques alimentaires d'un pays. Par exemple, les gestionnaires des services alimentaires d'établissements gouvernementaux, comme les prisons, les écoles, les garderies, les hôpitaux et les centres d'hébergement pour personnes âgées, se basent, directement ou indirectement, sur des politiques alimentaires et sur les conseils du Guide pour élaborer leurs menus.

Lorsque des organismes ou des groupes de recherche proposent au gouvernement des projets de santé publique portant sur l'alimentation, dans le but d'obtenir une subvention gouvernementale, il est beaucoup plus facile de justifier certaines actions en se basant sur les principes du Guide. Par exemple, le Guide alimentaire canadien de 2007 recommandait de manger entre 7 et 10 portions de fruits et de légumes par jour. Il était donc assez simple pour un organisme de justifier un programme qui encourageait la consommation de fruits et de légumes auprès de la population. Ce serait un peu comme leur dire : « Vous voulez que les gens en mangent suffisamment ? Donnez-nous de l'argent et nous vous aiderons à atteindre vos objectifs. »

Donc, même si vous ne l'utilisez pas chaque jour, le Guide a tout de même de grands impacts sur votre environnement alimentaire et sur les choix en matière de santé publique. On est dans le monde de la politique. Ainsi, chaque phrase, chaque image et chaque conseil qu'on y trouve a été soigneusement réfléchi et chacun de ces choix est lourd de conséquences.

BIEN MANGER EN TEMPS DE GUERRE

L'histoire du Guide débute en 1942, alors que la première version, appelée à l'époque « Règles alimentaires officielles au Canada », voit le jour[2]. Comme on était en période de guerre et que les aliments étaient rationnés, cet outil avait pour objectif d'aider les gens à combler leurs besoins nutritionnels, même avec une offre alimentaire réduite et une pauvreté plus répandue.

Depuis le temps, le Guide a connu huit versions, en comptant celle qui devrait voir le jour en 2018[3].

Le Guide a évolué en même temps que la science de la nutrition. Cependant, il a conservé une philosophie et des recommandations assez similaires. Même si le nombre de portions et les définitions que l'on en donne ont été modifiés depuis 1942, on recommande, encore aujourd'hui, de manger un minimum de portions de certains aliments pour s'assurer de consommer tous les nutriments nécessaires. Légumes vert foncé pour le folate, légumes orangés pour la vitamine A ou lait enrichi pour la vitamine D[4]. (#nutri-tionnisme) Cette approche réductrice basée sur les nutriments était très cohérente dans un contexte où les carences nutritionnelles étaient plus fréquentes. Comme je l'ai expliqué plus tôt, découvrir et quantifier les nutriments a permis des avancées exceptionnelles et a réglé de nombreux problèmes de santé publique.

Cela étant dit, notre environnement alimentaire a subi une transformation drastique. Le Guide le reconnaissait déjà en 1982. En plus de vouloir éviter les carences nutritionnelles, il visait alors à réduire les maladies chroniques. Aujourd'hui, ce ne sont plus les carences nutritionnelles qui causent le plus de problèmes de santé. En 2009, 220 Canadiens sont morts de malnutrition ou de carences nutritionnelles. La même année, 71 125 personnes sont décédées des suites de tumeurs malignes (cancer), 68 342 à cause de maladies cardio-vasculaires et 6923 à cause du diabète[5].

Le grand mal du 21ᵉ siècle, c'est de manger trop et trop transformé.

S'ATTAQUER À LA TRANSFORMATION DES ALIMENTS

En 1992, Santé Canada a tenté de s'attaquer à la problématique des aliments transformés. Dans une version préliminaire du Guide de cette année-là, l'organisme avait ajouté le groupe des aliments « extras ». Il indiquait qu'aucune quantité minimale n'était recommandée, car ceux-ci ne possèdent qu'une faible valeur nutritive. Il ajoutait qu'ils goûtent bon, mais qu'ils contiennent souvent de grandes quantités de gras et de calories et que moins on en mange, mieux on se porte.

Évidemment, le Grocery Products Manufacturing Council, une association qui représente l'industrie agroalimentaire, s'est opposé à cette proposition. L'organisme voyait d'un mauvais œil que l'on décrive négativement les produits de ses membres et qu'on les classe ainsi en deux catégories, soit bon, soit mauvais. Après tout, tous les aliments ont leur place dans une saine alimentation, n'est-ce pas ?

Ainsi, lors de la publication officielle du Guide de 1992, la catégorie « extras » avait disparu pour laisser place aux « autres aliments[6] ». Et plutôt que de dire explicitement que ces aliments devaient être limités, Santé Canada s'est plutôt contentée de la recommandation suivante : « D'autres aliments et boissons qui ne font pas partie des quatre groupes peuvent aussi apporter saveur et plaisir. Certains de ces aliments ont une teneur plus élevée en gras ou en énergie. Consommez-les avec modération[7]. »

Dans le Guide de 2007 se trouvait une mention spécifique qui invitait à « limiter la consommation d'aliments et de boissons riches en calories, lipides, sucre ou sel ». Cette recommandation était toutefois écrite en tout petits caractères, sur la dernière des six pages du Guide et noyée au travers d'une dizaine d'autres conseils.

Dans un outil mis en ligne par Santé Canada pour aider à visualiser ce à quoi correspondait une portion, on retrouvait, dans le groupe des viandes et substituts, de la viande fraîche avec des charcuteries, alors que ces dernières sont à éviter selon le World Cancer Research Fund[8, 9].

Dans le groupe des produits céréaliers, les biscuits soda côtoyaient le quinoa[10]. Dans la catégorie des légumes et des fruits, une orange équivalait à un jus d'orange. Et un verre de lait, qu'il soit nature ou au chocolat, correspondait à une portion de lait et substituts[11]. Vous commencez à comprendre ?

Pour quelles raisons, par le passé, Santé Canada ne s'est pas attaquée de façon plus drastique aux aliments ultra-transformés, en recommandant explicitement de les éviter ? Une des réponses à cette question provient de la proximité que le gouvernement a entretenue avec l'industrie agroalimentaire.

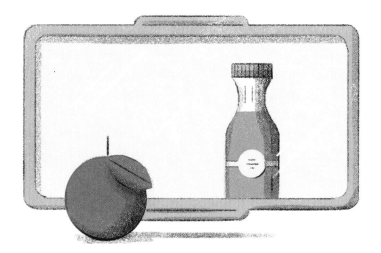

L'IMPLICATION DE L'INDUSTRIE DANS L'ÉLABORATION DU GUIDE

Dans un rapport publié en 2016, Santé Canada aborde le sujet de l'implication de l'industrie agroalimentaire dans l'élaboration du Guide[12]. Selon l'organisme, « la perception que l'industrie avait influencé l'élaboration des recommandations du Guide alimentaire a aussi été identifiée comme un obstacle par certains groupes de consommateurs ou organisations. À leurs yeux, cette perception nuit à la crédibilité scientifique des recommandations ».

Oui, l'apparence de conflits d'intérêts peut nuire à la crédibilité. Si les gens croient que l'industrie agroalimentaire a eu son mot à dire dans l'élaboration de recommandations qui orientent la santé publique, alors que les objectifs de l'industrie ne sont pas la santé publique, il est certain qu'ils auront moins confiance en celle-ci. Mais ce qui est le plus intéressant dans cette déclaration, c'est la formulation qui peut laisser croire qu'il ne s'agit que d'une perception de la part des consommateurs et non d'un fait.

Or, directement et indirectement, l'industrie a eu, par le passé, son mot à dire sur les recommandations de Santé Canada. À mon avis, l'exemple de la version 2007 l'illustre bien.

Tout d'abord, le processus impliquait une consultation auprès des « parties intéressées », entre autres des représentants de l'industrie qui pouvaient donner leur avis sur différents aspects du document[13]. Puis, Santé Canada a mis sur pied un comité consultatif pour les conseiller à diverses étapes du processus d'élaboration. C'est une pratique courante qui se fait également dans d'autres pays. En gros, on demande à des experts dans le domaine de l'alimentation de donner leurs recommandations sur le Guide alimentaire ou sur d'autres conseils liés aux politiques alimentaires. Dans ce cas-ci, le Comité consultatif sur le Guide alimentaire était constitué de douze personnes dont ni l'identité ni les conflits d'intérêts ne sont divulgués dans le site de Santé Canada[14]. On y indique toutefois que ces personnes ont été sélectionnées pour amener différents points de vue, dont, vous l'aurez deviné, celui de l'industrie.

Dans un article publié en 2015 dans le *Globe and Mail*, le médecin canadien Yoni Freedhoff affirme que quatre des douze personnes ayant siégé à ce comité étaient à l'emploi de corporations qui auraient été influencées par le Guide alimentaire[15]. Dans son blogue Weighty Matters, il identifie trois de ces personnes comme étant la nutritionniste Sydney Massey, gestionnaire de l'éducation en nutrition et porte-parole de la BC Dairy Foundation, Sean McPhee, directeur exécutif de l'industrie de l'huile végétale du Canada, ainsi que Carolyn O'Brien, directrice des affaires scientifiques et réglementaires pour la Food & Consumer Products Manufacturers of Canada, un groupe représentant des compagnies comme PepsiCo et Coca-Cola[16]. En 2006, dans le cadre d'une réunion du comité permanent de la santé où le Guide alimentaire avait été présenté, Nicole Demers, qui était alors députée pour le Bloc Québécois, avait ciblé les trois individus ci-dessus mentionnés ainsi que la Dr Susan Barr, qu'elle considérait, elle aussi, comme étant en situation de conflits d'intérêts[17].

Bref, l'industrie a eu l'occasion de donner son opinion, et ce, plus d'une fois, dans l'élaboration du Guide alimentaire canadien. Cela pourrait-il expliquer pourquoi Santé Canada ne s'est pas attaquée directement aux aliments transformés ?

En 2016, le Comité sénatorial permanent des Affaires sociales, des sciences et de la technologie a publié un rapport sur l'obésité au Canada et proposé de nombreuses pistes de solutions pour s'attaquer à ce problème. Parmi celles-ci, plusieurs d'entre elles pointaient le Guide alimentaire à venir. Le comité recommandait que le prochain groupe mis sur pied pour conseiller Santé Canada ne compte pas de représentants du secteur agroalimentaire[18].

Il semble clair que si Santé Canada veut remplir son objectif premier, qui est de favoriser la santé publique, en s'attaquant vraiment aux problèmes du 21e siècle, elle doit se détacher complètement de toute influence provenant de l'industrie agroalimentaire. Seul le temps nous dira si l'organisme appliquera cette recommandation mais, sur sa page consacrée au processus de révision du futur Guide alimentaire canadien, l'organisme affirme qu'il recevra toujours des communications des « parties intéressées », dont l'industrie agroalimentaire. Par contre, seuls les experts universitaires, les associations de professionnels de la santé, les fonctionnaires gouvernementaux et les organisations non gouvernementales intéressées par la santé seront consultés au moment de l'élaboration de la politique du nouveau Guide[19].

Pour inspirer la prochaine mouture de son outil, Santé Canada possède des modèles qui peuvent lui servir d'exemples, dont celui qui a lancé une révolution dans le milieu de la santé publique : le Guide alimentaire brésilien, qui a mis l'accent sur la transformation des aliments. Mais pour bien comprendre pourquoi ce guide est aussi pertinent, il faut d'abord définir ce qu'est un aliment transformé.

S'ATTARDER À LA TRANSFORMATION ALIMENTAIRE

Cuisiner, c'est transformer les aliments. Couper, bouillir, fermenter, sécher ou cuire sont des méthodes que l'on utilise depuis très longtemps et qui ont un impact sur la valeur nutritionnelle des aliments. Par contre, avec l'industrialisation, plusieurs nouvelles méthodes de transformation ont été créées et elles aussi influencent la qualité nutritionnelle et l'impact des aliments sur notre corps. L'industrie agroalimentaire ne conçoit pas la cuisine comme nous. Elle utilise des méthodes et des ingrédients auxquels nous n'avons généralement pas accès. Prenons pour exemple l'hydrogénation des huiles qui génère des gras trans. Ou encore les quantités et les types de sucre, de sel, de gras et d'additifs qui sont ajoutés à certains produits alimentaires.

Ainsi, une pomme de terre n'aura pas la même valeur nutritive, ni le même impact sur votre santé, si vous la mangez bouillie, frite dans l'huile et salée ou bien déshydratée en flocons et mélangée à de l'eau. C'est la même chose pour l'huile végétale quand on la transforme en margarine ou avec la pomme lorsqu'elle est pressée en jus. Et un yogourt nature, ce n'est pas la même chose qu'un yogourt aux brisures de biscuits Oreo. Bref, le type de transformation est un facteur essentiel à considérer.

Mais, par le passé, ce genre de constatations nous a menés vers des solutions tirées du nutritionnisme. On a accusé le sel, puis le gras, puis le sucre, puis les additifs, puis le gluten, etc. Toujours dans le but de déterminer LE coupable des maladies chroniques. L'industrie a alors inventé des produits pour répondre à ces accusations, en éliminant de « mauvais » nutriments ou en en ajoutant des « bons[20] ». Mais le coupable unique n'existe pas, puisque les maladies chroniques sont causées par un ensemble de facteurs.

Or, aujourd'hui, les aliments cuisinés par l'industrie représentent une très grande partie de notre alimentation. Et s'il est futile de montrer du doigt une seule de leurs composantes, c'est peut-être cette catégorie de produits au complet qui mériterait davantage d'attirer notre attention.

LA RÉVOLUTION NOVA

C'est avec cette vision en tête qu'une équipe de chercheurs brésiliens et canadiens a mis sur pied un système de classification des aliments, basé sur la transformation, qu'ils ont nommé NOVA. Un professeur au Département de nutrition de l'Université de Montréal, Jean-Claude Moubarac, a d'ailleurs participé à la création de ce système. (Je l'avoue, je suis le membre fondateur de son *fan club* !)

La classification NOVA divise les aliments en quatre catégories, selon les types de transformations[21].

Les aliments frais ou minimalement transformés

Les aliments frais sont les parties comestibles de plantes, comme les fruits, les feuilles, les tiges, les graines et les racines. Ce sont également les parties d'animaux comme les muscles (steak, escalope, etc.) et les organes (abats), ainsi que les œufs et le lait.

Les aliments minimalement transformés sont les aliments frais qui sont modifiés pour les rendre comestibles ou les conserver en enlevant certaines parties. Le séchage, le concassage, le broyage, le fractionnement, le filtrage, la torréfaction, l'ébullition, la pasteurisation, la réfrigération, la congélation, l'embouteillage, l'emballage sous vide et la fermentation non alcoolique sont des méthodes qui transforment peu les aliments.

EXEMPLES

Fruits, légumes, légumineuses (frais, séchés ou congelés), viande, volaille, poisson, lait, yogourt nature, riz, maïs, farine, pâtes alimentaires, fines herbes, thé, café.

Les ingrédients culinaires transformés

Comme son nom l'indique, cette catégorie regroupe les ingrédients utilisés en cuisine ou que l'industrie ajoute aux produits. On les obtient à partir d'aliments frais ou minimalement transformés par le pressage, le raffinage, le meulage, le broyage et le séchage par pulvérisation.

EXEMPLES

Sel, sucre blanc, mélasse, miel, sirop d'érable, huile, beurre.

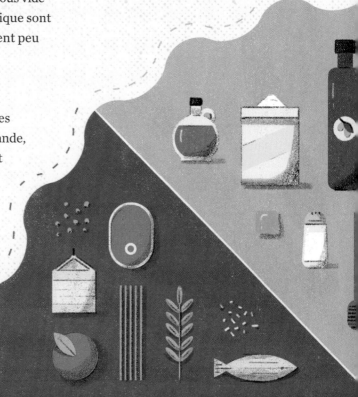

Les aliments transformés

Les aliments transformés sont produits à partir d'aliments frais ou minimalement transformés, auxquels on ajoute des ingrédients culinaires afin d'améliorer la conservation ou d'en modifier certaines caractéristiques comme le goût.

(EXEMPLES)

Fruits, légumes et légumineuses en conserve, noix salées et sucrées, viande et poisson fumés, fromages, pains faits d'ingrédients de base (farine, eau, sel, levure).

Les aliments ultra-transformés

Les aliments ultra-transformés sont des formulations industrielles à base de substances raffinées et d'additifs. Ils contiennent peu d'aliments frais, des ingrédients culinaires et des ingrédients propres à l'industrie, qu'on ne retrouverait pas nécessairement dans nos armoires. Pensez aux colorants, aux saveurs, aux émulsifiants, aux édulcorants artificiels, au sirop de glucose-fructose, aux huiles hydrogénées ou aux protéines hydrolysées. On utilise des méthodes de transformation comme l'hydrogénation, l'hydrolyse ou l'extrusion. Parfois, on les moule pour leur donner la forme désirée. Généralement, ce sont des aliments prêts à consommer, qui se conservent très longtemps, dont les saveurs sont intenses et qui bénéficient de gros budgets de marketing.

(EXEMPLES)

Biscuits, bonbons, chocolat, boissons sucrées, gâteaux, céréales à déjeuner sucrées, repas congelés (pizza, pâtes), croustilles, margarine, sauces, crème glacée, pains avec additifs, yogourts avec additifs, croquettes panées (poisson, poulet), soupes instantanées.

MANGER MOINS TRANSFORMÉ, C'EST LA BASE D'UNE SAINE ALIMENTATION

Il n'est pas nécessaire de retourner si loin dans le temps pour trouver des habitudes alimentaires qui n'ont rien à voir avec les nôtres, aujourd'hui. En 1938, alors que les repas étaient majoritairement cuisinés à la maison, on estime qu'au Canada environ 24 % des calories du panier d'épicerie provenaient des aliments ultra-transformés[22].

Mais cela a bien changé depuis. Au Québec, en 2015, environ une calorie consommée sur deux (49 %) provenait de cette même catégorie et la proportion montait même à 57 % chez les jeunes de 9 à 13 ans[23]. En 2008-2009, les Américains consommaient 59 % de leurs calories sous forme d'aliments ultra-transformés[24]. En fait, plus un pays est urbanisé et plus le revenu national brut est élevé, plus ses habitants consomment des produits ultra-transformés[25].

Bref, cette catégorie d'aliments s'est taillé une place importante dans nos assiettes, au détriment des autres. Mais qu'est-ce que ça change du point de vue de la santé ?

Il est d'abord nécessaire d'utiliser un argument tiré du nutritionnisme. Les chercheurs qui se sont penchés sur cette classification alimentaire ont observé que les aliments ultra-transformés contiennent, à volumes égaux, plus de calories, de sucres libres et de sel et moins de fibres, de vitamines et de minéraux que les aliments frais ou minimalement transformés[26]. Ainsi, plus les aliments ultra-transformés sont nombreux au menu, plus la qualité globale de l'alimentation se détériore. Les Canadiens qui consomment le moins d'aliments ultra-transformés sont ceux dont l'alimentation est de plus grande qualité[27]. Des chercheurs sont arrivés aux mêmes conclusions avec des données provenant des États-Unis, du Brésil, de l'Angleterre et du Chili[28].

Évidemment, vous pourriez argumenter que se baser sur la teneur en nutriments de ces aliments est inutile puisque, comme vous l'avez appris à la lecture de ce livre, les aliments sont plus que des nutriments. Mais en fait, ce que ces études ont servi à démontrer peut justement nous permettre de nous éloigner du nutritionnisme. En observant la faible valeur nutritive de cette catégorie d'aliments, cela donne une base qui prend en considération tous les nutriments connus, et pas seulement un ou deux. L'autre avantage de cette méthode est qu'elle tient aussi compte de l'impact de la transformation, un facteur qui influence l'effet des aliments sur notre santé. Par exemple, les aliments ultra-transformés semblent moins favoriser la satiété, donc on pourrait être portés à en manger plus[29].

Pour aller plus loin, en analysant les données de 19 pays européens, des chercheurs ont aussi trouvé une association entre la présence de ces aliments à domicile et l'obésité. Plus il y en a à la maison, plus le taux d'obésité est élevé[30]. Et plus les enfants et les adolescents mangent de ces aliments, plus leurs risques d'avoir un fort taux de gras semblent augmenter[31].

Bref, ces observations sont cohérentes avec des décennies de recherche qui ont, chacune leur tour, indiqué des composantes de ces aliments (sucre, sel, gras saturés, farines raffinées, additifs), sans trouver la solution unique. C'est comme si cette classification réussissait à assembler tous ces morceaux du casse-tête afin d'être en mesure de parler en termes d'aliments plutôt qu'en termes de nutriments.

Ainsi, en déterminant que les aliments ultra-transformés sont associés à une qualité alimentaire moins grande, cela permet de faire une recommandation assez simple. Si vous voulez avoir une alimentation nutritive, il faut favoriser les aliments frais et peu transformés.

LE GUIDE ALIMENTAIRE BRÉSILIEN

En 2014, le Brésil a beaucoup fait parler de lui en lançant son nouveau guide alimentaire. En se basant sur la classification NOVA, ce dernier a totalement cassé le moule du concept de portions d'aliments dans lequel la majorité des autres pays se trouvent toujours, y compris le Canada, jusqu'à nouvel ordre. En effet, les guides alimentaires n'incluent généralement pas les aliments ultra-transformés[32]. Ils illustrent plutôt des aliments frais. Ainsi, ils envoient le message que « bien manger » se fait en choisissant les bonnes proportions de ces aliments, pas qu'on doit manger moins transformé. Mais la réalité, c'est que cette façon de faire, qui fonctionnait bien à une période où les carences nutritionnelles étaient plus fréquentes et où l'environnement alimentaire était différent, ne peut plus fonctionner.

Le Guide brésilien, cohérent avec le contexte alimentaire du 21e siècle, a ainsi permis de faire réaliser que si l'on veut vraiment aider la population à mieux manger, on ne peut taire l'impact de la transformation alimentaire. Ailleurs dans le monde, des pays comme l'Australie, l'Uruguay et la Suède ont également mis l'accent sur cet aspect de l'alimentation[33-35].

Avec ces données en tête, le gouvernement brésilien a émis des recommandations visant à améliorer la santé de la population[36].

Les recommandations du Guide alimentaire brésilien

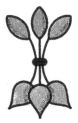

Faites des aliments frais ou minimalement transformés la base de votre alimentation.

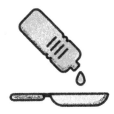

Utilisez les huiles, les gras, le sucre et le sel en petite quantité lorsque vous assaisonnez et cuisinez vos repas.

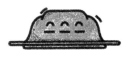

Limitez la consommation des aliments transformés et évitez les aliments ultra-transformés.

Mangez à des heures régulières, dans des endroits appropriés et, quand c'est possible, en bonne compagnie.

Faites vos achats alimentaires dans des commerces qui offrent une variété de produits frais et peu transformés.

Étendez, exercez et partagez vos compétences culinaires.

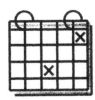

Planifiez votre horaire pour accorder de l'importance à l'alimentation.

À l'extérieur de la maison, préférez les endroits qui servent des mets fraîchement préparés.

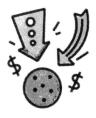

Soyez sceptiques par rapport à la publicité et au marketing alimentaire.

En bref

Les guides alimentaires sont des outils de santé publique qui servent notamment à orienter les politiques d'un pays en matière d'alimentation. La première version du Guide alimentaire canadien a été conçue dans les années 1940, alors que la population souffrait davantage de carences nutritionnelles et que la quantité d'aliments était plus limitée. À cette époque, les aliments frais et peu transformés formaient la majorité de l'alimentation. Pour cette raison, il était conseillé de manger suffisamment de portions de différents aliments, comme les légumes, les fruits ou les produits laitiers, dans le but de combler les besoins nutritionnels.

Or, aujourd'hui, nous disposons d'une abondance alimentaire et les aliments ultra-transformés, produits par l'industrie agroalimentaire, fournissent une grande partie de nos calories. Les carences alimentaires sont très rares au Canada. En parallèle, les principales problématiques de santé publique sont à présent l'obésité, le diabète, les maladies cardiovasculaires et les cancers.

Ainsi, il semble essentiel qu'un guide alimentaire, qui se veut cohérent avec le contexte du 21ᵉ siècle, s'attarde davantage à la transformation des aliments. Il devrait conseiller de miser en majorité sur les aliments frais et peu transformés. C'est d'ailleurs ce que des pays comme le Brésil, l'Australie, la Suède et l'Uruguay ont choisi comme approche.

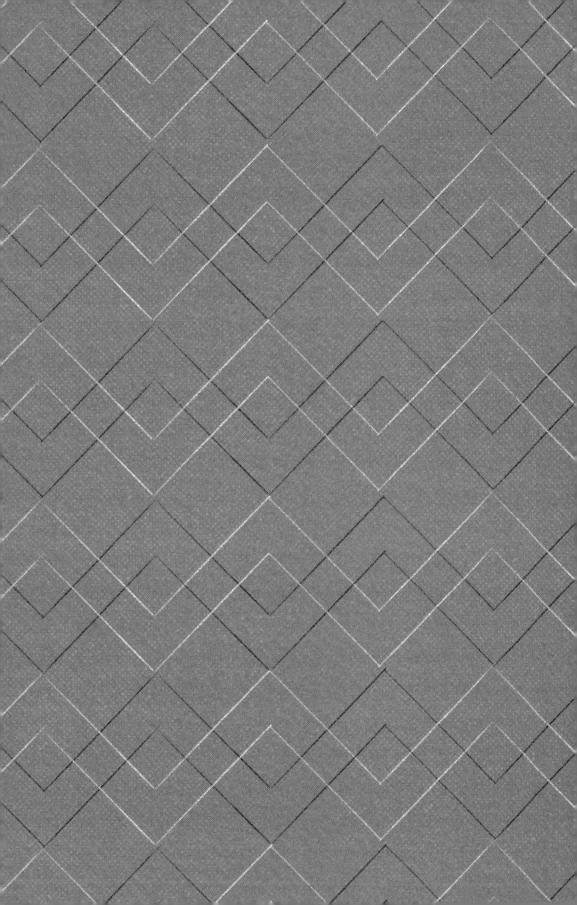

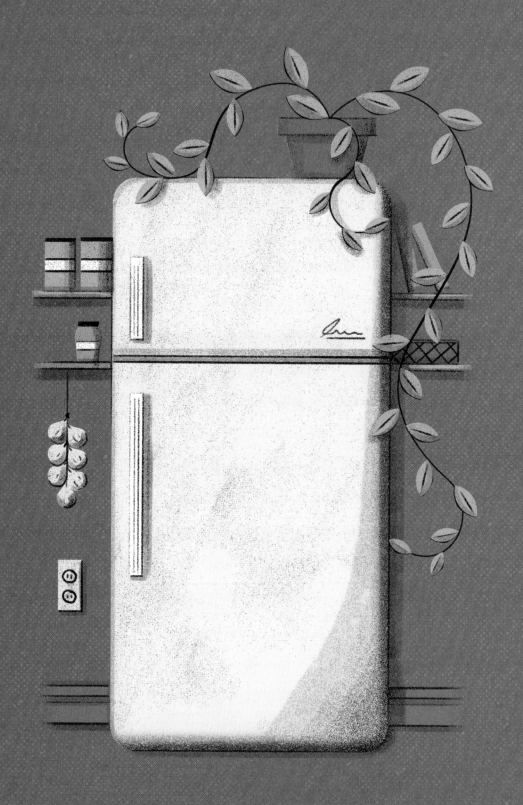

CHAPITRE 10

Qu'est-ce
qu'on mange ?

Vous êtes encore là ? Merci ! Une de mes plus grandes craintes, avec ce livre, était qu'à force de briser des rêves, de défaire des croyances et de péter des ballounes, je me sois aliéné la majorité d'entre vous. Pour être bien honnête, dans la vie, je n'ai jamais vraiment voulu tenir ce rôle, mais il s'est imposé à moi sans que je m'en rende vraiment compte. Que voulez-vous, c'est plus fort que moi, je ne peux m'empêcher de critiquer la *bullshit* quand je la vois passer !

Si j'ai choisi de m'intéresser davantage à la désinformation en nutrition, c'est parce ce qu'elle est omniprésente dans notre environnement alimentaire. Malheureusement, la majorité de ce que vous entendez au sujet de la nutrition n'est probablement que du « bruit » sans réel intérêt. La science n'est pas inutile, mais la façon dont elle est communiquée est problématique. Tout au long de ce livre, je vous ai donné des trucs pour tenter de trier les messages qui essaient d'influencer ce que nous mangeons.

Mais voilà : quand on consacre tout un livre à critiquer à peu près tout ce qui se dit sur la nutrition, il est difficile de conclure avec des solutions toutes faites et surprenantes. S'il y a une chose que vous devez retenir, c'est que les propos spectaculaires en matière de nutrition ont de grandes chances de faire partie de la catégorie « *bullshit* ».

Ainsi, à ce point de la lecture, vous vous demandez peut-être si, au travers de la cacophonie nutritionnelle, quelqu'un, quelque part, a la réponse à la question qui nous intéresse : « Qu'est-ce que je devrais manger ? »

Après tout, c'est le but de la science de la nutrition, non ? Heureusement pour nous, parmi toute cette *bullshit* se trouvent quand même quelques conseils qui semblent s'approcher un peu de la « vérité ».

Mais je vous avertis : ces conseils sont plates et vous les avez tous probablement déjà entendus. Les révolutions sont rares en nutrition. Si les nutritionnistes répètent *ad nauseam* les mêmes recommandations, c'est parce qu'elles semblent être celles qui aident le plus à prévenir les maladies chroniques. Pour que ces conseils soient fiables et pertinents, ils doivent respecter certaines règles de base.

Ils doivent être basés sur la science. Pas seulement sur une étude, mais sur plusieurs, et celles-ci doivent être majoritairement indépendantes de l'industrie agroalimentaire.

Ils doivent s'éloigner du nutritionnisme. Dans la « vraie vie », on ne mange pas des nutriments purs. On ne peut donc pas conseiller les gens en microgrammes de vitamines ni en pourcentages de glucides.

Ils doivent être énoncés en termes englobants, comme des groupes d'aliments et des modèles alimentaires, ou s'attarder au comportement alimentaire (donc autre chose que le strict contenu de l'assiette).

Donc, quels sont les conseils qui peuvent réellement faire une différence positive dans votre alimentation ?

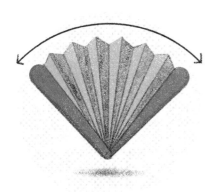

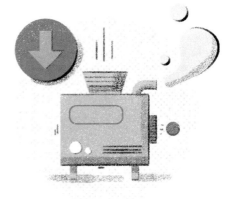

(1)   MANGEZ UNE VARIÉTÉ D'ALIMENTS

De cette façon, vous serez assurés d'ingérer une grande diversité de nutriments. Ainsi, qu'ils aient été découverts ou non, qu'on sache ce qu'ils ont comme impact sur notre corps ou pas, c'est la meilleure façon de combler tous vos besoins nutritionnels. C'est également le meilleur moyen de réduire les risques de consommer des quantités dangereuses de certaines molécules. Par exemple, le mercure dans le thon est moins problématique pour la santé si c'est un poisson consommé de temps en temps plutôt que tous les jours.

Profitez-en pour intégrer une grande diversité de couleurs, de textures et de méthodes de préparation.

(2)   MANGEZ MOINS D'ALIMENTS ULTRA-TRANSFORMÉS

Le but n'est pas de dire que les aliments ultra-transformés sont nécessairement « mauvais », mais plutôt qu'il faut rester sceptiques par rapport aux arguments « santé » que l'industrie utilise pour en encourager la consommation. Si la classification NOVA a une chose à nous apprendre, c'est que l'on doit miser sur les aliments frais et minimalement transformés. Ceux-ci devraient constituer la majorité de notre alimentation.

Ce que ça veut dire, c'est qu'il faut cuisiner davantage. Et que ceux qui croient que ce rôle incombe en majorité aux femmes arrivent au 21e siècle ! Cuisiner, c'est l'affaire de tous, y compris celle des hommes et des enfants.

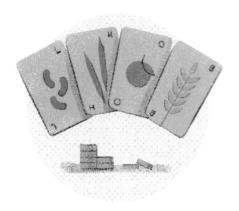

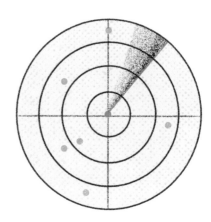

③ MISEZ SUR LES VÉGÉTAUX

Il est clair que l'être humain peut survivre avec des régimes alimentaires assez différents les uns des autres. Cela étant dit, dans un 21ᵉ siècle marqué par les maladies cardiovasculaires, le diabète, le cancer et l'obésité, il semble que favoriser les végétaux est une bonne idée. Les gens qui adoptent une alimentation de type méditerranéenne ou végétarienne, basée sur les végétaux, semblent moins souffrir de toutes ces maladies chroniques[1-6].

Faites donc le plein de légumes, de fruits, de grains entiers, de légumineuses, de noix et de graines.

④ ÉCOUTEZ LES SIGNAUX DE VOTRE CORPS

Nous avons souvent tendance à nous fier à des signaux externes qui nous dictent quand, quoi et quelle quantité d'aliments manger. Que ce soit en mesurant les portions, en comptant les calories, en mangeant « parce que c'est l'heure », en suivant les règles d'un régime, en finissant obligatoirement ce qu'il y a dans son assiette ou simplement en étant influencés par l'abondance d'aliments à chaque endroit où nous allons, plusieurs ont perdu l'habitude de se fier aux messages envoyés par leur corps.

Pourtant, celui-ci possède des outils qui nous indiquent quand il est temps de manger et quand il est temps d'arrêter. Nos signaux de faim et de satiété sont des guides que plusieurs gagneraient à écouter attentivement. La règle est assez simple : quand on a faim, on mange. Quand on n'a plus faim, on arrête.

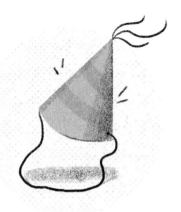

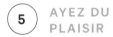

5 AYEZ DU
PLAISIR

En focalisant autant sur la nutrition, on finit par oublier qu'il ne s'agit que d'une facette de l'alimentation. Manger, c'est bien plus que l'impact des aliments sur notre santé. C'est un acte qui nous lie à notre famille, à nos amis et à notre culture. C'est se connecter aux gens qui produisent les aliments. C'est redécouvrir notre terroir. C'est cuisiner de nouvelles recettes et découvrir des saveurs. On aura beau vouloir manger du mieux que l'on peut, si le plaisir est absent de l'équation, il s'agit d'une entreprise vouée à l'échec. On doit donc se faire un devoir d'inviter le plaisir à sa table aussi souvent que possible.

C'est tout ? Oui, c'est tout.

Je vous l'ai dit que c'était du déjà-vu ! Mais c'est ce qui fonctionne. Le but n'est pas de changer vos habitudes du jour au lendemain. Les modifications drastiques sont, de toute façon, rarement durables. Mais si vous adoptez ces simples gestes, je peux vous garantir que vous aurez une alimentation bénéfique pour votre santé autant physique que mentale, le tout sans avoir à vous soucier de faire une détox, de manger des superaliments ni de compter les nutriments ou les calories.

Promesse de nutritionniste.

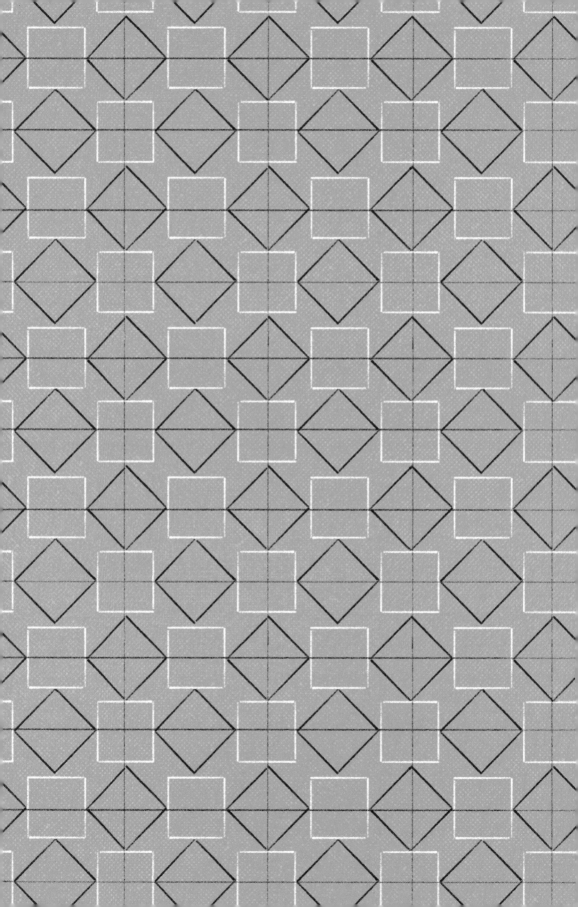

Ressources

Si le contenu de ce livre vous a plu, vous aurez peut-être envie de creuser davantage le sujet ! Je vous propose donc ici une liste non exhaustive de ressources liées à la nutrition, à la santé et à la vulgarisation scientifique que je considère comme crédibles et fiables. Évidemment, ce n'est pas parce qu'elles se retrouvent ici que vous pouvez mettre de côté votre esprit critique, ni que j'endosse tous leurs propos. Mais il s'agit tout de même d'une bonne base si vous désirez approfondir vos connaissances dans ces domaines.

Livres

BAILLARGEON, Normand. *Petit cours d'autodéfense intellectuelle*, Lux Éditeur, 2006.

BÉLANGER, Marc, Marie-Josée LeBLANC et Mireille DUBOST. *La nutrition*, 4ᵉ édition, Chenelière Éducation, 2015.

BERNARD, Olivier. *Le Pharmachien : Différencier le vrai du n'importe quoi en santé !*, Les éditions les Malins inc., 2014.

BERNARD, Olivier. *Le Pharmachien : Guide de survie pour petits et grands bobos*, Les éditions les Malins inc., 2015.

BERNARD, Olivier. *Le Pharmachien : La bible des arguments qui n'ont pas d'allure*, Les éditions les Malins inc., 2017.

CAMPBELL, T. Collin, et Howard JACOBSON. *Whole: Rethinking the Science of Nutrition*, BenBella Books, 2013.

CAULFIELD, Timothy. *The Cure for Everything*, Penguin, 2012.

CAULFIELD, Timothy. *Is Gwyneth Paltrow Wrong about Everything? When Celebrity Culture and Science Clash*, Penguin, 2015.

DAWKINS, Richard. *The Magic of Reality: How We Know What's Really True*, Free Press, 2012.

DESAUTELS-MARISSAL, Marianne. *Mille milliards d'amies : Comprendre et nourrir son microbiome*, Cardinal, 2016.

ENDERS, Giulia. *Gut: The Inside Story of Our Body's Most Underrated Organ*, Greystone, 2015.

FARDET, Anthony. Halte aux aliments ultra transformés ! *Mangeons vrai*, Thierry Souccar Éditions, 2017.

GOLDACRE, Ben. *Bad Science: Quacks, Hacks and Big Pharma Flacks*, McClelland & Stewart, 2008.

LEFEBVRE, Catherine. *Sucre, vérités et conséquences*, Édito, 2016.

LEVINOVITZ, Alan. *The Gluten Lie: And other myths about what you eat*, Regan Arts, 2015.

MOSS, Michael. *Salt Sugar Fat: How the Food Giants Hooked Us*, Random House, 2013.

NESTLE, Marion. *What to Eat*, North Point Press, 2006.

NESTLE, Marion, et Malden NESHEIM. *Why Calories Count: From Science to Politics*, University of California Press, 2012.

NESTLE, Marion. *Food Politics: How the Food Industry Influences Nutrition and Health*, Tenth Anniversary Edition, University of California Press, 2013.

NESTLE, Marion. *Soda Politics: Taking on Big Soda (and Winning)*, Oxford, 2015.

POLLAN, Michael. *In Defense of Food: An Eater's Manifesto*, The Penguin Press, 2008.

POLLAN, Michael. *Food Rules: An Eater's Manual*, Penguin Books, 2009.

POLLAN, Michael. *Cooked: A Natural History of Transformation*, The Penguin Press, 2013.

PRICE, Catherine. *Vitamania: How Vitamins Revolutionized the Way We Think About Food*, Penguin, 2015.

SAGAN, Carl. *The Demon-Haunted World: Science as a Candle in the Dark*, Ballantine Books, 1996.

SCRINIS, Gyorgy. *Nutritionism: The Science and Politics of Dietary Advice*, Columbia University Press, 2013.

SIMON, Michele. *Appetite for Profit: How the Food Industry Undermines Our Health and How to Fight Back*, Nation Books, 2006.

Magazines

Caribou – cariboumag.com

New Scientist – newscientist.com (en anglais)

Québec Science – quebecscience.qc.ca

Blogues et sites

Agence Science-Presse – sciencepresse.qc.ca

Coalition Poids – cqpp.qc.ca/fr

Dietitians for Professional Integrity – integritydietitians.org (en anglais)

ÉquiLibre – monequilibre.ca

Extenso – extenso.org

Food Politics – foodpolitics.com (en anglais)

Happy Fitness – happyfitness.ca

Karine Gravel – karinegravel.com

Kurzgesagt – kurzgesagt.org (en anglais)

La végé d'à côté – lavegedacote.com

Le Pharmachien – lepharmachien.com

Le Soleil (chroniques de Jean-François Cliche) – lesoleil.com/chroniques/jean-francois-cliche

Science & Fourchette – sciencefourchette.com

Weighty Matters – weightymatters.ca (en anglais)

Références

CHAPITRE 1
La *bullshit* nutritionnelle

1. Havas Worldwide (2016) *The future of food.*

2. Statistique Canada. *L'espérance de vie des Canadiens de 1920-1922 à 2009-2011.*

3. Société canadienne du cancer et Gouvernement du Canada. (2015) *Statistiques canadiennes sur le cancer. Sujet particulier: Prévisions concernant le fardeau futur du cancer au Canada.*

4. Agence de la santé publique du Canada. Le portail canadien des pratiques exemplaires. *Maladies cardiovasculaires.*

5. Agence de la santé publique du Canada. Le portail canadien des pratiques exemplaires. *Diabète.*

6. Statistique Canada (2017). Tableau 105-2023. Indice de masse corporelle (IMC) mesuré chez les adultes (classification selon l'Organisation mondiale de la santé), selon le groupe d'âge et le sexe, Canada et provinces, Enquête sur la santé dans les collectivités canadiennes-Nutrition.

7. Statistique Canada. *Les 10 principales causes de décès, 2012.*

8. Dunn T.M. et Bratman S. On orthorexia nervosa: A review of the literature and proposed diagnostic criteria. *Eating Behaviors* 2016; 21: 11-17

9. American Psychiatric Association. (2016, 21 juin) *Orthorexia nervosa: Can healthy eating become unhealthy?*

10. Bratman S. (2016, 31 octobre) *The authorized Bratman orthorexia self-test.*

11. Fischler C. The nutritional cacophony may be detrimental to your health. *Progress in nutrition* 2011; 13(3): 217-221

12. Lalonde C. (2016, 23 avril) Que disent de nous les livres que nous achetons? *Le Devoir.*

13. Canadian Foundation for Dietetic Research. (2016) Tracking nutrition trends 2015.

14. Canadian Foundation for Dietetic Research. (2016) Tracking nutrition trends 2015.

15. American Dietetic Association. Position of the American Dietetic Association: Total approach to communicating food and nutrition information. J Am Diet Assoc 2007; 107:1224-1232

16. Canadian Foundation for Dietetic Research (2013) Tracking nutrition trends 2013.

17. Marquis M., Dubeau C. et Thibault I. Canadian's Level of confidence in their sources of nutrition information. *Revue canadienne de la pratique et de la recherche en diététique* 2005; 66 (3): 170-175

18. Cash T., Desbrow B., Leveritt M. et Ball L. Utilization and preference of nutrition information sources in Australia. *Health Expectations* 2015; 18(6): 2288-2295

19. Canadian Foundation for Dietetic Research (2013) Tracking nutrition trends 2013.

20. American Dietetic Association. Position of the American Dietetic Association: Food and nutrition misinformation. *J Am Diet Assoc* 2006; 106: 6001-607

CHAPITRE 2
Petit lexique de base

1. Bélanger M., LeBlanc M.-J. et Dubost M. (2015) *La nutrition.* 4ᵉ édition. Chenelière Éducation.

CHAPITRE 3
La nutrition :
une science avant tout

1. Gingras Y. (2016) *L'impossible dialogue. Sciences et religions*. Les Éditions du Boréal.

2. Baillargeon N. (2006) *Petit cours d'autodéfense intellectuelle*. Lux Éditeur.

3. Bélanger M., LeBlanc M.-J. et Dubost M. (2015) *La nutrition*. 4ᵉ édition. Chenelière Éducation.

4. Pucciarelli D.L. Early history and evolution of nutrition science in the United States of America. *Family & Consumers sciences research journal* 2009; 38(2): 106-122

5. McCollum E.V. (1957) *A history of nutrition. The sequence of ideas in nutrition investigations*. The Riverside Press.

6. http://www.britannica.com/biography/Antoine-Laurent-Lavoisier

7. Carpenter K.J. A short history of nutritional science: part 1 (1785-1885) *The Journal of Nutrition* 2003; 133: 638-645

8. Nichols B.L. et Reeds P.J. History of nutrition: history and current status of research in human energy metabolism. *American Institute of nutrition* 1991; 121: 1889-1890

9. http://www.britannica.com/biography/Claude-Louis-Berthollet

10. http://www.britannica.com/biography/Francois-Magendie

11. University of Missouri. *Food Revolutions. Science and nutrition 1700-1950. Liebig's Dietetic Trinity*. https://library.missouri.edu/exhibits/food/liebig.html (Page consultée le 3 février 2017).

12. http://www.britannica.com/biography/Justus-Freiherr-von-Liebig

13. http://www.britannica.com/biography/Wilbur-Olin-Atwater

14. Nestle M. & Nesheim M. (2012) *Why calories count. From science to politics*. University of California Press.

15. Carpenter K.J. A short history of nutritional science: part 2 (1885-1912) *The Journal of Nutrition* 2003 ; 133: 975-984

16. Pucciarelli D.L. Early history and evolution of nutrition science in the United States of America. *Family & Consumers sciences research journal* 2009; 38(2): 106-122

17. Piro A. Tagarelli G., Lagonia P. et coll. *Casimir Funk: His discovery of the vitamins and their deficiency disorders*. Annals of nutrition & metabolism 2010; 57: 85-88

18. Carpenter K.J. A short history of nutritional science: part 3 (1912-1944) *The Journal of Nutrition* 2003; 133: 3023-3032

19. McCollum E.V. (1957) *A history of nutrition. The sequence of ideas in nutrition investigations*. The Riverside Press.

20. Carpenter K.J. A short history of nutritional science: part 4 (1945-1985) *The Journal of Nutrition* 2003; 133: 3331-3342

21. Price C. (2015) *Vitamania. Vitamins revolutionized the way we think about food*. Penguin Books.

22. http://www.britannica.com/biography/Ancel-Keys

23. Scrinis G. (2013) *Nutritionism – The science and politics of dietary advice*. Columbia University Press.

24. The Seven Countries Study. https://www.sevencountriesstudy.com/about-the-study/history/ (Page consultée le 29 décembre 2017).

25. Levin K.A. Study design I. *Evidence-Based Dentistry* 2005; 6:78-79

26. Levin K.A. Study design II. Issues of chance, bias, confounding and contamination. *Evidence-Based Dentistry* 2005; 6: 102-103

27. Levin K.A. Study design III : Cross-sectional studies. *Evidence-Based Dentistry* 2006; 7: 24-25

28. Levin K.A. Study design IV. Cohort studies. *Evidence-Based Dentistry* 2006; 7: 51-52

29. Levin K.A. Study design V. Case-control studies. *Evidence-Based Dentistry* 2006; 7: 83-84

30. Baillargeon N. (2006) *Petit cours d'autodéfense intellectuelle*. Lux Éditeur.

31. Boushey C., Harris J., Bruemmer B. et coll. Publishing nutrition research: a review of study design, statistical analyses, and other key elements of manuscript preparation, part 1. *Journal of the American Dietetic Association* 2006; 106-89-96

32. Levin K.A. Study design VII. *Evidence-Based Dentistry* 2007; 8: 22-23

33. Garner P. *The Significance of Meaning: Why Do Over 90 % of Behavioral Neuroscience Results Fail to Translate to Humans, and What Can We Do to Fix It? ILAR Journal* 2014; 55(3): 438-456

34. Levinovitz A. (2015) *The Gluten Lie And other myths about what you eat*. Regan Arts.

35. Caulfield T. (2012) *The Cure for Everything. Untangling the Twisted Messages About Health, Fitness, and Happiness.* Penguin.

36. Fortmann S., Burda B.U., Senger C.A. et coll. Vitamin and mineral supplements in the primary prevention of cardiovascular disease and cancer: an updated systematic evidence review for the U. S. preventive services task force. *Ann Intern Med* 2013; 159: 824-834

37. Bjelakovic G., Nikolova D. et Gluud C. Meta-regression analyses, meta-analyses, and trial sequential analyses of the effects of supplementation with beta-carotene, vitamin A, and vitamin E single or in different combinations on all-cause mortality: do we have evidence for lack for harm? *PLoS One* 2013; 8(9): e75558

38. Curtis A.J., Bullen M., Piccenna L. et McNeil J.J. Vitamin E supplementation and mortality in healthy people: a meta-analysis of randomised controlled trials. *Cardiovasc Drugs Ther* 2014; 28: 563-573

39. Zhang Y.-J., Gan R.-Y., Li S. et coll. Antioxidant phytochemicals for the prevention and treatment of chronic diseases. *Molecules* 2015; 20: 21138-21156

40. Kotecha R., Takami A et Espinoza J.L. Dietary phytochemicals and cancer chemoprevention: a review of the clinical evidence. *Oncotarget* 2016; 7 (32): 52517-52529

41. Gouvernement du Québec. Ministère de l'Économie, de l'Innovation et des Exportations. (2015) *Microprofil. L'industrie des produits de santé naturels 2014.*

CHAPITRE 4
La nutrition dans la « vraie vie »

1. Scrinis G. (2013) *Nutritionism: The Science and Politics of Dietary Advice.* Columbia.

2. Campbell T.C. (2013) *Whole: Rethinking the Science of Nutrition.* BenBella Books.

3. Barnhill A. Nutritionism, Commercialization and Food. *International Journal Health Policy and Management.* 2013; 1(3): 223-225

4. Hassel C.A. Reconsidering nutrition science: critical reflection with a cultural lens. *Nutrition Journal* 2014; 13(42)

5. Mayes C.R. & Thompson D.B. What should we eat? Biopolitics, Ethics, and Nutritional Scientism. *Bioethical Inquiry* 2015; 12: 587-599

6. Schuldt J.P. & Pearson A.R. Nutrient-centrism and perceived risk of chronic disease. *Journal of Health Psychology* 2015; 20(6): 899-906

7. Pommes qualité Québec. *Variétés.* http://lapommeduquebec.ca/varietes/ (Page consultée le 2 juin 2017).

8. Bélanger M., LeBlanc M.-J. et Dubost M. (2015) *La nutrition.* 4ᵉ édition. Chenelière Éducation.

9. Bélanger M., LeBlanc M.-J. et Dubost M. (2015) *La nutrition.* 4ᵉ édition. Chenelière Éducation.

10. Novotny J.A., Gebauer S.K. et Baer D. J. Discrepancy between the Atwater factor predicted and empirically measured energy values of almonds in human diets. *Am J Clin Nutr* 2012; 96: 296-301

11. Traoret CJ., Lokko P., Cruz ACRF et coll. Peanut digestion and energy balance. *International Journal of Obesity* 2008; 32: 322-328

12. Sanchez-Peña M.J., Marquez-Sandoval F., Ramirez-Anguiano A.C. et coll. Calculating the metabolizable energy of macronutrients: a critical review of Atwater's results. *Nutrition Reviews* 2017; 75(1): 37-48

13. Campbell T.C. (2013) *Whole: Rethinking the Science of Nutrition.* BenBella Books.

14. Sensoy I. A review on the relationship between food structure, processing, and bioavailability. *Critical Reviews in Food Science and Nutrition* 2014; 54: 902-909

15. Bélanger M., LeBlanc M.-J. et Dubost M. (2015) *La nutrition.* 4ᵉ édition. Chenelière Éducation.

16. Novotny J.A., Gebauer S.K. et Baer D.J. Discrepancy between the Atwater factor predicted and empirically measured energy values of almonds in human diets. *Am J Clin Nutr* 2012; 96: 296-301

17. Santé Canada. *Avis de modification. Interdire le recours aux huiles partiellement hydrogénées (HPH) dans les aliments.* https://www.canada.ca/fr/sante-canada/services/aliments-nutrition/participation-public-partenariats/modification-interdire-recours-aux-huiles-partiellement-hydrogenees-dans-aliments/document-information.html (Page consultée le 10 octobre 2017).

18. K.C Hayes DVM & Andrzej Pronczuk. Replacing Trans Fat: The Argument for Palm Oil with a Cautionary Note on Interesterification, *Journal of the American College of Nutrition* 2010; 29(sup3): 253S-284S

19. Tarrago-Trani M.T., Phillips K. M., Lemar L.E., et coll. New and Existing Oils and Fats Used in Products with Reduced *Trans-*Fatty Acid Content. *Journal of the American Dietetic Association* 2006; 106: 867-880

20. Bélanger M., LeBlanc M.-J. et Dubost M. (2015) *La nutrition*. 4ᵉ édition. Chenelière Éducation.

21. Sensoy I. A review on the relationship between food structure, processing, and bioavailability. *Critical Reviews in Food Science and Nutrition* 2014; 54: 902-909

22. Price C. (2015) *Vitamania. Vitamins revolutionized the way we think about food*. Penguin Books.

23. Scrinis G. (2013) *Nutritionism: The Science and Politics of Dietary Advice*. Columbia.

24. Carpenter K.J. A short history of nutritional science: part 4 (1945-1985) *The Journal of Nutrition* 2003; 133: 3331-3342

25. Soylent. *Soylent Powder Pouch*. https://www.soylent.com/product/powder/ (Page consultée le 5 octobre 2017).

26. Soylent. *Introducing Powder 1.8*. http://blog.soylent.com/post/158399146462/introducing-powder-18 (Page consultée le 5 octobre 2017).

27. Soylent. *Canadian Availability Update*. https://faq.soylent.com/hc/en-us/articles/115005267426-Canadian-Availability-Update (Page consultée le 30 décembre 2017).

28. Google Trends. Superfoods. Canada. 2004-present. https:/trends.google.ca/trends/explore?date=-all&geo=CA&q=superfoods (Page consultée le 24 avril 2017).

29. English Oxford Living Dictionaries. Superfood. https://en.oxforddictionaries.com/definition/us/superfood (Page consultée le 24 avril 2017).

CHAPITRE 5
La pseudo-science et le charlatanisme

1. Les Sceptiques du Québec. *Pseudo-Science*. http://www.sceptiques.qc.ca/dictionnaire/pseudosc.html (Page consultée le 31 décembre 2017).

2. Huovila J. et Saikkonen S. Establishing credibility, constructing understanding: The epistemic struggle over healthy eating in the Finnish dietetic blogosphere. *Health 2016; 20(4): 383-400*

3. Association pour la santé publique au Québec. Produits, services et moyens amaigrissants. *Pourquoi s'en préoccuper?* http://www.aspq.org/fr/dossiers/produits--services-et-moyens-amaigrissants-psma/moyens-amaigrissants/pourquoi-s-en-preoccuper (Page consultée le 31 décembre 2017).

4. Turner K.-A. (2010) Spontaneous Remission of Cancer: Theories from Healers, Physicians, and Cancer Survivors. (Doctorate, University of California, Berkeley).

5. Wilson B.J. Designing Media Messages About Health and Nutrition: What strategies Are Most Effective? *J Nutr Educ Behav* 2007; 39: S13-S19

6. Huovila J. et Saikkonen S. Establishing credibility, constructing understanding: The epistemic struggle over healthy eating in the Finnish dietetic blogosphere. *Health 2016; 20(4): 383-400*

7. Office des professions du Québec. *Ordres professionnels*. https://www.opq.gouv.qc.ca/ordres-professionnels/ (Page consultée le 19 octobre 2017).

8. Ordre professionnel des diététistes du Québec. https://opdq.org/ (Page consultée le 19 octobre 2017).

9. Goff S.L., Foody J.M., Inzucchi S. et coll. Nutrition and Weight Loss Information in a Popular Diet Book: Is It Fact, Fiction, or Something in Between? *J Gen Intern Med* 2006; 21: 769-774

10. Levinovitz A. (2015) *The Gluten Lie And Other Myths About What You Eat*. Regan Arts.

11. Bonjour J.-P. Nutritional disturbance in acid-base balance and osteoporosis: a hypothesis that disregards the essential homeostatic role of the kidney. British Journal of Nutrition 2013.

12. Jia T., Byberg L., Lindholm B. et coll. Dietary acid load, kidney function, osteoporosis, and risk of fractures in elderly men and women. Osteoporos Int 2015; 26: 563-570

13. Rozin P., Ashmore M. et Markwith M. Lay American Conceptions of Nutrition: Dose Insensitivity, Categorical Thinking, Contagion, and the Monotonic Mind. Health Psychology 1996; 15(6): 438-447

14. Caulfield T. (2015) *Is Gwyneth Paltrow Wrong about Everything?* Penguin.

15. Abc News. (2015), Beyoncé Reveals Secret Behind Vegan Diet. http://abcnews.go.com/GMA/video/beyonce-reveals-secrets-vegan-diet-31608620

16. Caulfield T. (2012) *The Cure for Everything. Untangling the Twisted Messages About Health, Fitness, and Happiness*. Penguin.

17. Fondation québécoise de la maladie cœliaque et autres maladies induites par le gluten. *Maladie Cœliaque*. https://www.fqmc.org/maladies/maladie-coeliaque (Page consultée le 13 novembre 2017).

18, 19. Agriculture et agroalimentaire Canada Les allégations « sans gluten » sur le marché http://www.agr.gc.ca/fra/industrie-marches-et-commerce/information-sur-les-marches-par-secteur/aliments-et-boissons-transformes/tendances-des-marches-et-debouches-pour-le-secteur-de-la-transformation-alimentaire/les-allegations-sans-gluten-sur-le-marche/?id=1397673574797 (Page consultée le 11 avril 2018)

20. Skodje G.I., Sarna V.K., Minelle I.H. et coll. Fructan, Rather Than Gluten, Induces Symptoms in Patients With Self-reported Non-celiac Gluten Sensitivity. Gastroenterology 2017.

21. Caulfield T. (2015) *Is Gwyneth Paltrow Wrong about Everything?* Penguin.

22. ÉquiLibre. *Les dangers des diètes.* http://www.equilibre.ca/approche-et-problematique/le-point-sur-les-dietes/les-dangers-des-dietes/ (Page consultée le 26 février 2018).

CHAPITRE 6
Les médias

1. Goldberg J.P. Nutrition and health communication: The message and the media over half a century. *Nutrition Reviews* 1992: 71-77

2. Goldberg J.P. Nutrition and health communication: The message and the media over half a century. *Nutrition Reviews* 1992: 71-77

3. Carpenter D.M., Geryk L.L. et coll. Conflicting health information: a critical research need. *Health Expectations* 2015; 19: 1173-1182

4. Pollard C.M., Pulker C.E. et coll. Who Uses the Internet as a Source of Nutrition and Dietary Information? An Australian Population Perspective. Journal of medical research 2015; 17(8): e209

5. Huovila J. et Saikkonen S. Establishing credibility, contructing understanding: The epistemic struggle over healthy eating in the Finnish dietetic blogosphere. *Health* 2016; 20 (4): 383-400

6. Cash T., Desbrow B., Leveritt M. et Ball L. Utilization and preference of nutrition information sources in Australia. *Health Expectations* 2014.

7. Caulfield T. (2012) *The Cure for Everything. Untangling the Twisted Messages About Health, Fitness, and Happiness.* Penguin.

8. Tom M.S., Fischbeck P.S. et Hendrickson C.T. Energy use, blue water footprint, and greenhouse gas emissions for current food consumption patterns and dietary recommendations in the US. *Environ Syst Decis 2015: 1-12*

9. Lavallée B. (2015, 17 décembre) *Pour sauver la planète, lancez-vous sur le bacon! Ou pas.* https://nutritionnisteurbain.ca/actualite/pour-sauver-la-planete-lancez-vous-sur-le-bacon-ou-pas/ (Page consultée le 1er janvier 2018).

10. Carnegie Mellon University. (2015, 14 décembre) *Vegetarian and "healthy" diets could be more harmful to the environment.* https://www.cmu.edu/news/stories/archives/2015/december/diet-and-environment. html (Page consultée le 1er janvier 2018).

11. Sumner P., Vivian-Griffiths S., Boivin J. et coll. The association between exaggeration in health related science news and academic press releases: retrospective observational study. *BMJ* 2014; 349: g7015

12. Chang C. Motivated Processing: How People Perceive News Covering Novel or Contradictory Health Research Findings. *Science Communication* 2015; 37(5): 602-634

13. Wilson B.J. Designing Media Messages About Health and Nutrition: What strategies Are Most Effective? *J Nutr Educ Behav* 2007; 39: S13-S19

14. Cooper B.E.J., Lee W.E., Goldacre B. et Sanders T.A.B. The quality of the evidence for dietary advice given in UK national newspaper. Public Understanding of Science 2011; 21(6): 664-673

15. Mori T. A. Marine OMEGA-3 fatty acids in the prevention of cardiovascular disease. *Fitoterapia* 2017; 123: 51-58

16. Greiner A., Clegg Smith K. et Guallar E. Something Fishy? News media presentation of complex health issues related to fish consumption guidelines. *Public Health Nutrition* 2010; 13(11): 1786-1794

17. Tanner A., Blake C.E. et Thrasher J.F. Tracking Beverage Nutrition Information in the News: An Evaluation of Beverage-Related Health Reports on Television News. *Ecology of Food and Nutrition* 2012; 51: 1-21

18. Taubes G. (2007, 16 septembre) The New York Times. *Do We Really Know What Makes Us Healthy?*

19. Goldberg J.P. et Hellwig J.P. Nutrition research in the Media: The Challenge Facing Scientists. *Journal of the American College of Nutrition* 1997; 16(6): 544-550

20. Basu A.J. et Hogard E. Fit for public consumption? An exploratory study of the reporting of nutrition research in UK tabloids with regards to its accuracy, and a preliminary investigation of public attitudes towards it. *Public Health Nutrition* 2008; 11(11): 1124-1131

21. Tanner A., Blake C.E. et Thrasher J.F. Tracking Beverage Nutrition Information in the News: An Evaluation of Beverage-Related Health Reports on Television News. *Ecology of Food and Nutrition* 2012; 51: 1-21

22. Basu A.J. et Hogard E. Fit for public consumption? An exploratory study of the reporting of nutrition research in UK tabloids with regards to its accuracy, and a preliminary investigation of public attitudes towards it. *Public Health Nutrition* 2008; 11(11): 1124-1131

23. Goldberg J.P. Nutrition Communication in the 21st Century: What Are the Challenges and How Can We Meet Them? *Nutrition 2000*; 16(7/8): 644-646

24. Rowe S. Communicating Science-Based Food and Nutrition Information. *J. Nutr* 2002; 132: 2481S-2482S

25. Nagler R.H. Adverse Outcomes Associated With Media Exposure to Contradictory Nutrition Messages. *Journal of Health Communication* 2014; 19: 24-40

26. Nagler R.H. Adverse Outcomes Associated with Media Exposure to Contradictory Nutrition Messages. *Journal of Health Communication* 2014; 19: 24-40

27. Webb D et Byrd-Bredbenner C. Overcoming Consumer Inertia to Dietary Guidance. *Adv Nutr* 2015; 6: 391-396

28. Buckton C.H., Lean M.E.J. et Combet E. Language is the source of misunderstandings – impact of terminology on public perceptions of health promotion messages. *BMC Public Health* 2015; 15: 579

29. Regan A., McConnon A., Kuttschreuter M. et coll. The impact of communicating conflicting risk and benefit messages: An experimental study on red meat information. *Food Quality and Preference* 2014; 38: 107-114

30. Chang C. Motivated Processing: How People Perceive News Covering Novel or Contradictory Health Research Findings. *Science Communication* 2015; 37 (5): 602-634

CHAPITRE 7
L'industrie agroalimentaire

1. Scheffer P. (2009-2010) *L'influence de l'industrie agroalimentaire dans le domaine de la nutrition et la place de l'esprit critique dans la formation des diététiciens.* (Master de Sciences de l'éducation, Université Paris 8).

2. Statistique Canada. *Tableau 105-2023-Indice de masse corporelle (IMC) mesuré chez les adultes (classification selon l'Organisation mondiale de la santé), selon le groupe d'âge et le sexe, Canada et provinces, Enquête sur la santé dans les collectivités canadiennes-Nutrition, occasionnel, CANSIM (base de données).* http://www5.statcan.gc.ca/cansim/a47 (Page consultée le 11 octobre 2017).

3. Coalition Poids. *Obésité.* http://www.cqpp.qc.ca/fr/nos-priorites/obesite/ (Page consultée le 11 octobre 2017).

4. The Coca-Cola Company. (2017) 2016 Annual Report on Form 10-K. http://www.coca-colacompany.com/content/dam/journey/us/en/private/fileassets/pdf/investors/2016-AR-10-K.pdf (Page consultée le 2 janvier 2018).

5. Scheffer P. (2009-2010) *L'influence de l'industrie agroalimentaire dans le domaine de la nutrition et la place de l'esprit critique dans la formation des diététiciens.* (Master de Sciences de l'éducation, Université Paris 8).

6. Oxfam (2013) *Behind the Brands: Food justice and the "Big 10" food and beverage companies.*

7. A.T. Kearney. (2014) *Rethinking Supply in Food and Beverage.*

8. Forbes. *The world's biggest public companies.* https://www.forbes.com/global2000/list/ (Page consultée le 11 octobre 2017).

9. Forbes. *America's Largest Private Companies-Mars.* https://www.forbes.com/companies/mars/ (Page consultée le 11 octobre 2017).

10. Agriculture et agroalimentaire Canada. *Associations de l'industrie agroalimentaire canadienne.* http://www.agr.gc.ca/fra/industrie-marches-et-commerce/services-aux-exportateurs-de-produits-agroalimentaires/contacts-pour-les-exportateurs-de-produits-agroalimentaires/associations-de-l-industrie-agroalimentaire-canadienne/?id=1410072148297 (Page consultée le 12 octobre 2017).

11. Producteurs laitiers du Canada. À propos de nous. https://www.producteurslaitiers.ca/qui-sommes-nous/a-propos-de-nous (Page consultée le 12 octobre 2017).

12. Fédération des producteurs d'œufs du Québec. *Mission.* http://oeuf.ca/la-fpoq/mission/ (Page consultée le 12 octobre 2017).

13. Conseil des viandes du Canada. *Objectifs et stratégies.* http://www.cmc-cvc.com/fr/objectives-et-stratégies (Page consultée le 12 octobre 2017).

14. Les producteurs de poulet du Canada. À propos de nous. http:/www.producteursdepoulet.ca/qui-sommes-nous/a-propos-de-nous/ (Page consultée le 12 octobre 2017).

15. Plunkett Research. Plunkett's Food Industry Market Research. https://www.plunkettresearch.com/industries/food-beverage-grocery-market-research/ (Page consultée le 12 octobre 2017).

16. Oxfam International. (2013) *Behind the brands.*

17. United States Department of Agriculture. *Global Food Industry.* https://www.ers.usda.gov/topics/international-markets-trade/global-food-markets/global-food-industry/ (Page consultée le 12 octobre 2017).

18. Oxfam International. (2013) *Behind the brands.*

19. Rowe S., Alexander N., Clydesdale F.M. et coll. Funding food science and nutrition research: financial conflicts and scientific integrity. Am J Clin Nutr 2009; 89: 1285-1291

20. Martin A. Intérêts et conflits d'intérêts en nutrition. *Cahiers de nutrition et de diététique 2010; 45: 10-17*

21. Nestle M. Conflicts of interest in the regulation of food safety. A threat to scientific integrity. JAMA Internal Medecine 2013; 173 (22): 2036-2038

22. Lesser L.I., Ebbeling C.B., Goozner M. et coll. Relationship between funding source and conclusion among nutrition-related scientific articles. PLoS Medecine 2007; 4(1): e5

23. Bes-Rastrollo M., Schulze M.B., Ruiz-Canela M. et Martinez-Gonzalez M. A. Financial conflicts of interest and reporting bias regarding the association between sugar-sweetened beverages and weight gain: a systematic review of systematic reviews. PLoS Medecine 2013; 10(12): e1001578

24. Mandrioli D, Kearns CE, Bero LA. Relationship between Research Outcomes and Risk of Bias, Study Sponsorship, and Author Financial Conflicts of Interest in Reviews of the Effects of Artificially Sweetened Beverages on Weight Outcomes: A Systematic Review of Reviews. PLoS ONE 2016; 11(9): e0162198

25. Chartres N., Fabbri A. et Bero L.A. Association of industry sponsorship with outcomes of nutrition studies. A systematic review and meta-analysis. JAMA Intern Med 2016; 176(2): 1769-1777

26. Martin A. Intérêts et conflits d'intérêts en nutrition. *Cahiers de nutrition et de diététique* 2010; 45: 10-17

27. Martinson B.C., Anderson M.S. et de Vries R. Scientists behaving badly. Nature 2005; 435: 737-738

28. Martin A. Intérêts et conflits d'intérêts en nutrition. *Cahiers de nutrition et de diététique* 2010; 45: 10-17

29. Taubes, G. et Kearns Couzens C. (2012) Mother Jones. *Big sugar's sweet little lies. How the industry kept scientists from asking: Does sugar kill?* http://www.motherjones.com/environment/2012/10/sugar-industry-lies-campaign/ (Page consultée le 18 octobre 2017).

30. Leslie, I. (2016,7 avril) The Guardian. *The sugar conspiracy.* https://www.theguardian.com/society/2016/apr/07/the-sugar-conspiracy-robert-lustig-john-yudkin (Page consultée le 18 octobre 2017).

31. Sugar Association. About us. Our mission. https://www.sugar.org/about-us/ (Page consultée le 18 octobre 2017).

32. Taubes, G. et Kearns Couzens C. (2012) Mother Jones. *Big sugar's sweet little lies. How the industry kept scientists from asking : Does sugar kill?* http://www.motherjones.com/environment/2012/10/sugar-industry-lies-campaign/ (Page consultée le 18 octobre 2017).

33. O'Connor, A. (2015, 9 août) The New York Times. *Coca-Cola Funds Scientists Who Shift Blame for Obesity Away From Bad Diets.* https://well.blogs.nytimes.com/2015/08/09/coca-cola-funds-scientists-who-shift-blame-for-obesity-away-from-bad-diets/ (Page consultée le 18 octobre 2017).

34. O'Connor, A. (2015, 24 novembre) The New York Times. Coke's Chief Scientist, Who Orchestrated Obesity Research, Is Leaving. https://well.blogs.nytimes.com/2015/11/24/cokes-chief-scientist-who-or-chestrated-obesity-research-is-leaving/ (Page consultée le 18 octobre 2017).

35. Thacker P. Coca-Cola's secret influence on medical and science journalists. *BMJ* 2017; 357: j1638

36. O'Connor, A. (2015, 1er décembre) The New York Times. *Research Group Funded by Coca-Cola to Disband.* https://well.blogs.nytimes.com/2015/12/01/research-group-funded-by-coca-cola-to-disband/ (Page consultée le 18 octobre 2017).

37. Aaron D.G. et Siegel M.B. Sponsorship of National Health Organizations by Two Major Soda Companies. Am J Prev Med 2017; 52(1): 20-30

38. ParticipACTION. À propos de ParticipACTION. https://www.participaction.com/fr-ca/au-sujet (Page consultée le 19 octobre 2017).

39. Coca-Cola. *Nos actions et notre voie vers l'avenir.* http://transparency.fr.coca-cola.ca/ (Page consulté le 19 octobre 2017).

40. Cision. (2013, 22 avril) Coca-Cola Pledges another $5 Million to fund active living programs across Canada. http://www.newswire.ca/news-releases/coca-cola-pledges-another-5-million-to-fund-active-living-programs-across-canada-512304291.html (Page consultée le 19 octobre 2017).

41. Bérubé S. (2016, 15 avril) *Quand Coca-Cola finance Diabète Québec. La Presse+* http://plus.lapresse.ca/screens/8545a4c4-c587-4f67-ade4-bd74f0faa0f3%7C_0.html

42. Les Producteurs laitiers du Canada (2017) *Rapport annuel 16/17.*

43. Savoir Laitier. *Symposium 2011 – Nutrition et santé.* https://www.savoirlaitier.ca/symposium/2011 (Page consultée le 13 octobre 2017).

44. Gornall J. Sugar's Web of influence 2. *British Medical Journal 2015; 350: h215*

45. Savoir Laitier. *Symposium 2014 – Le sucre et la santé.* https://www.savoirlaitier.ca/symposium/2014/le-sucre-et-la-sante (Page consultée le 13 octobre 2017).

46. Alderman A.H. *Medical Journal of Australia* 1999; 171(2): 163

47. Savoir Laitier. Symposium 2014. *Les recommandations en sodium: quels sont les taux optimaux?* https://www.savoirlaitier.ca/symposium/2014/les-recommandations-en-sodium-quels-sont-les-taux-optimaux (Page consultée le 19 octobre 2017).

48. Les Producteurs laitiers du Canada. (2017) *Rapport annuel 16/17.*

49. Scrinis G. (2013) *Nutritionism: The Science and Politics of Dietary Advice.* Columbia.

50. Coca-Cola. *List of Health Professionals and Scientific Experts.* http://transparency.coca-colacompany.com/health-professionals-and-scientific-experts (Page consultée le 24 octobre 2017).

51. Robyn Flipse. (2015, 19 février) *Every day heart health in February and beyond.* http://robynflipse.com/articles/SPI-Every-day-heart.php (Page consultée le 24 octobre 2017).

52. Americans for Food & Beverage Choice. *Making the right beverage choice for you.* http://robynflipse.com/articles/SPI-Every-day-heart.php (Page consultée le 24 octobre 2017).

53. Pfister, K. (2016, 10 juillet) Is Coke Paying Dietitians to Tweet Against the Soda Tax? http://observer.com/2016/10/is-coke-paying-dietitians-to-tweet-against-the-soda-tax/ (Page consultée le 24 octobre 2017).

54. Rowe S., Alexander N., Clydesdale F.M. et coll. Funding food science and nutrition research: financial conflicts and scientific integrity. Am J Clin Nutr 2009; 89: 1285-1291

55. Lefebvre C. (2016) *Sucre vérités et conséquences.* Édito.

56. Trudelle C. (2017) *Sous quelle condition les abonnés d'un instagrammeur intervenant sur l'alimentation acceptent que celui-ci s'associe à des marques ?* (Mémoire, Université du Québec, Montréal).

57. Code de déontologie des diététistes. http://legisquebec.gouv.qc.ca/fr/ShowDoc/cr/C-26,%20r.%2097 (Page consultée le 24 octobre 2017).

58. Coalition Poids. *Boissons sucrées – Portrait de la situation.* http://cqpp.qc.ca/fr/nos-priorites/boissons-sucrees/portrait-de-situation/ (Page consultée le 3 janvier 2018).

59. Fondation des maladies du cœur et de l'AVC. (2014) *Le sucre, les maladies du cœur et l'AVC.*

60. Nestle, Marion (2015) *Soda Politics – Taking on big soda (and winning).* New York: Oxford University Press.

61. Silver L.D., Wen Ng S., Ryan-Iberra S. et coll. Changes in prices, sales, consumer spending, and beverage consumption one year after a tax on sugar-sweetened beverages in Berkeley, California, US: A before-and-after study. PLOS Medecine 2017; 14(4): e1002283

62. Institut National de Santé Publique du Québec. (2017) *Les instruments économiques pour favoriser la saine alimentation : synthèse des connaissances.* https://www.inspq.qc.ca/sites/default/files/publications/2247_instruments_economiques_favoriser_saine_alimentation.pdf

63. Chin S.H., Kahathuduwa C.N. et Binks M. Physical activity and obesity: what we know and what we need to know. *Obesity reviews* 2016; 17: 1226-1244

64. Coca-Cola. (2013) Be OK. https://www.youtube.com/watch?v=yfh0BeNMxGY (Page consultée le 4 janvier 2018).

65. Fondation des maladies du cœur. (2017) *Nos enfants sont bombardés. Comment le marketing de l'industrie des aliments et des boissons met en péril la santé de nos enfants et de nos jeunes.* https://www.coeuretavc.ca/-/media/pdf-files/iavc/2017-heart-month/coeuretavc-bulletinsante-2017fr.ashx

66. Dussault, S. (2016, 3 février) Journal de Montréal. *Les carottes causent aussi l'obésité, dit l'industrie des boissons gazeuses.* http://www.journaldemontreal.com/2016/02/03/les-carottes-causent-aussi-lobesite-dit-lindustrie-des-boissons-sucrees (Page consultée le 19 octobre 2017).

67. Nutella. (2011) Trouver l'équilibre au petit déjeuner.

68. Allard, M. (2011, 23 septembre) La Presse. *Le glaçage à gâteau plus sain que le Nutella.* http://www.lapresse.ca/vivre/sante/nutrition/201109/23/01-4450706-le-glacage-a-gateau-plus-sain-que-le-nutella.php (Page consultée le 24 octobre 2017).

69. Erickson J., Sadeghirad B. Lytvyn L. et coll. The Scientific Basis of Guideline Recommendations on Sugar Intake: a Systematic Review. *Annals of Internal Medecine 2017; 166(4): 257-267*

70. Dairy Queen. *La journée Déli-Dons.* https://www. lajourneedelidon.ca/ (Page consultée le 4 janvier 2018).

CHAPITRE 8
Le supermarché

1. Franco-Arellano B., Bernstein J.T., Norsen S. et coll. Assessing nutrition and other claims on food labels: a repeated cross-sectional analysis of the Canadian food supply. *BMC Nutrition* 2017; 3: 74

2. Santé Canada. *Étiquetage nutritionnel.* http://www.hc-sc.gc.ca/fn-an/label-etiquet/nutrition/index-fra.php (Page consultée le 2 juin 2017).

3. Canadian Foundation for Dietetic Research (2013) *Tracking nutrition trends 2013.*

4. Agence canadienne d'inspection des aliments. *Allégations relatives à la valeur nutritive.* http://www.inspection.gc.ca/aliments/etiquetage/l-etiquetage-des-aliments-pour-l-industrie/allegations-relatives-a-la-teneur-nutritive/fra/13899059 41652/1389905991605 (Page consultée le 8 novembre 2017).

5. Agence canadienne d'inspection des aliments. *Allégations de réduction des risques de maladies et allégations thérapeutiques acceptables.* http://www.inspection.gc.ca/aliments/etiquetage/l-etiquetage-des-aliments-pour-l-industrie/allegations-sante/fra/1392834838383/13928348 87794?chap=6 (Page consultée le 8 novembre 2017).

6. Agence canadienne d'inspection des aliments. *Allégations nutritionnelles fonctionnelles.* http://www.inspection.gc.ca/aliments/etiquetage/l-etiquetage-des-aliments-pour-l-industrie/allegations-sante/fra/1392 834838383/1392834887794?chap=8 (Page consultée le 8 novembre 2017).

7. Schermel A., Emrich T.E., Arcand J. et coll. Nutrition marketing on processed food packages in Canada: 2010 Food Label Information Program. Applied Physiology Nutrition and Metabolism 2013; 38: 666-672

8. Kaur A., Scarborough P. et Rayner M. A systematic review, and meta-analyses, of the impact of health-related claims on dietary choices. *International Journal of Behavioral Nutrition* 2017; 14: 93

9. Fernan C., Schuldt J.P. & Niederdeppe J. Health Halo Effects from Product Titles and Nutrient Content Claims in the Context of "Protein" Bars. *Health Communication* 2017; 30: 1-9

10. Institut National de Santé Publique du Québec. (2009) *La consommation alimentaire et les apports nutritionnels des adultes québécois.*

11. Sütterlin B. et Siegrist M. Simply adding the word "fruit" makes sugar healthier: the misleading effect of symbolic information on the perceived healthiness of food. *Appetite* 2015; 95: 252-261

12. Smith Taillie L., Ng Wen S., Xue Y. et coll. No Fat, No Sugar, No Salt... No Problem? Prevalence of "Low-Content" Nutrient Claims and Their Associations with the Nutritional Profile of Foods and Beverages Purchases in the United States. *Journal of the Academy of Nutrition and Dietetics* 2016; 117: 1366-1374

13. Smith Taillie L., Ng Wen S., Xue Y. et coll. No Fat, No Sugar, No Salt... No Problem? Prevalence of "Low-Content" Nutrient Claims and Their Associations with the Nutritional Profile of Foods and Beverages Purchases in the United States. *Journal of the Academy of Nutrition and Dietetics* 2016; 117: 1366-1374

14. Provencher V., Polivy J. et Herman P.C. Perceived healthiness of food. If it's healthy, you can eat more! *Appetite* 2009; 52: 340-344

15. Scrinis G. (2013) Nutritionism: *The Science and Politics of Dietary Advice.* Columbia.

16. Cornish L.S. It's good for me: It has added fibre! An exploration of the role of different categories of functional foods in consumer diets. *Journal of Consumer Behaviour* 2012; 11: 292-302

17. Bélanger M., LeBlanc M.-J. et Dubost M. (2015) *La nutrition.* 4e édition. Chenelière Éducation.

18. Agriculture et Agroalimentaire Canada. *Secteur des aliments fonctionnels et des produits de santé naturels.* http://www.agr.gc.ca/fra/industrie-marches-et-commerce/information-sur-les-marches-par-secteur/aliments-fonctionnels-et-produits-de-sante-naturels/?id=1170856376710 (Page consultée le 29 septembre 2017)

19. Scrinis G. (2013) *Nutritionism: The Science and Politics of Dietary Advice.* Columbia.

20. Schermel A., Emrich T.E., Arcand J. et coll. Nutrition marketing on processed food packages in Canada: 2010 Food Label Information Program. *Applied Physiology Nutrition and Metabolism* 2013; 38: 666-672

21. Gouvernement du Canada. *Répertoire des modèles de tableaux de la valeur nutritive.* http://www.canadiensensante.gc.ca/eating-nutrition/label-etiquetage/regulatory-guidance-directives-reglementaires/directory-nutrition-facts-repertoire-valeur-nutritive/index-fra.php (Page consultée le 8 juin 2017).

22. Gouvernement du Canada. *Modification à l'étiquetage des aliments.* http://canadiensensante.gc.ca/eating-nutrition/label-e-tiquetage/changes-modifications-fra.php (Page consultée le 2 juin 2017).

23. Gouvernement du Canada. *Fichier canadien sur les éléments nutritifs.* https://aliments-nutrition.canada.ca/cnf-fce/index-fra.jsp (Page consultée le 2 juin 2017).

24. Santé Canada. *Données nutritionnelles. Foire aux questions.* http://www.hc-sc.gc.ca/fn-an/nutrition/fiche-nutri-data/cnf_faq_fcen-fra.php#a3_1 (Page consultée le 2 juin 2017).

25. Santé Canada. *Guide d'établissement de valeurs nutritives exactes.* http://www.hc-sc.gc.ca/fn-an/label-etiquet/nutrition/reg/guide-nutri_val_tc-tm-fra.php (Page consultée le 2 juin 2017).

26. Lavallée, B. (2014, 3 juin) *Erreur dans la base de données nutritionnelles de Santé Canada : un « super aliment » n'est plus si super.* https://nutri-tionnisteurbain.ca/actualite/erreur-base-donnees-nutritionnelles-sante-canada-su-per-aliment-nest-super/

27. Agence canadienne d'inspection des aliments. *Test de conformité de l'étiquetage nutritionnel. Partie 2 – Analyses et consultations.* http://www.inspection.gc.ca/aliments/etiquetage/l-etiquetage-des-aliments-pour-l-industrie/etiquetage-nutritionnel/renseignements-addition-nels/test-de-conformite/fra/1409949165321/1409949250097?chap=3#s21c3 (Page consultée le 5 juin 2017).

28. Santé Canada. *Politique sur l'étiquetage et la publicité des produits alimentaires contenant des fibres alimentaires.* http://www.hc-sc.gc.ca/fn-an/legislation/pol/fibre-label-etiquetage-fra.php#a2 (Page consultée le 6 juin 2017).

29. Diabète Québec. *Les fibres alimentaires.* http://www.diabete.qc.ca/fr/vivre-avec-le-diabete/alimentation/alimentation-et-nutriments/les-fibres-alimen-taires#les-nouvelles-fibres-alimen-taires (Page consultée le 6 juin 2017).

CHAPITRE 9
Les guides alimentaires

1. Santé Canada. (2016) Examen des données probantes à la base des recommandations alimentaires : Résumé des résultats et impact sur le Guide alimentaire canadien 2015.

2. Santé Canada. *Les guides alimentaires canadiens, de 1942 à 1992.* http://www.hc-sc.gc.ca/fn-an/food-guide-aliment/context/fg_his-tory-histoire_ga-fra.php (Page consultée le 20 avril 2017).

3. Santé Canada. *Processus de révision du Guide alimentaire canadien.* https://www.canada.ca/fr/sante-canada/services/guides-alimentaires-canada/processus-revision.html (Page consultée le 25 avril 2017).

4. Bélanger M., LeBlanc M.-J. et Dubost M. (2015) *La nutrition.* 4e édition. Chenelière Éducation.

5. Statistiques Canada. *Décès et taux de mortalité, selon certains groupes de causes, le sexe et la géographie – Canada.* http://www.statcan.gc.ca/pub/84f0209x/2009000/t001-fra.htm (Page consultée le 1er février 2017).

6. Schwartz, Daniel. (2012, 30 juillet) CBC. *The politics of food guides.* http://www.cbc.ca/news/health/the-politics-of-food-guides-1.1268575

7. Santé Canada. *Les guides alimentaires canadiens, de 1942 à 1992.* http://www.hc-sc.gc.ca/fn-an/food-guide-aliment/context/fg_history-histoire_ga-fra.php (Page consultée le 20 avril 2017).

8. Santé Canada. *À quoi correspond une portion du Guide alimentaire de Viandes et substituts ?* http://www.hc-sc.gc.ca/fn-an/food-guide-aliment/choose-choix/meat-viande/serving-portion-fra.php (Page consultée le 31 mai 2017).

9. World Cancer Research Fund International. *Animal Foods.* http://www.wcrf.org/int/research-we-fund/cancer-prevention-recommendations/animal-foods (Page consultée le 31 mai 2017).

10. Santé Canada. *À quoi correspond une portion du Guide alimentaire de Produits céréaliers ?* http://www.hc-sc.gc.ca/fn-an/food-guide-aliment/choose-choix/meat-viande/serving-portion-fra.php (Page consultée le 31 mai 2017).

11. Santé Canada. *À quoi correspond une portion du Guide alimentaire de Lait et substituts ?* http://www.hc-sc.gc.ca/fn-an/food-guide-aliment/choose- choix/milk-lait/serving-portion-fra.php (Page consultée le 31 mai 2017).

12. Santé Canada (2016) *Examen des données probantes à la base des recommandations alimentaires : Résumé des résultats et impacts sur le Guide alimentaire canadien.*

13. Santé Canada. *Guide alimentaire canadien – Le processus de révision.* http://www.hc-sc.gc.ca/fn-an/food-guide-aliment/context/rev_proc-fra.php#1 (Page consultée le 17 mai 2017).

14. Campbell N., Willis K.J., Arthur G. et coll. Federal government food policy committees and the financial interests of the food sector. *Open Medecine* 2013; 7(4)e107

15. Freedhoff Y. (2015, 26 avril) *Canada's Food Guide is broken – and no one wants to fix it.* The Globe and Mail. http://www.theglobeandmail.com/life/health-and-fitness/health-advisor/canadas-food-guide-is-broken-and-no-one-wants-to-fix-it/article24111642/

16. Weighty Matters (2006, 12 novembre) *Big Food has a Seat.* http://www.weightymatters.ca/2006/11/big-food-has-seat.html

17. Chambre des communes. Canada. Comité permanent de la santé. *Témoignages-Le mardi 24 octobre 2006.* http://www.noscommunes.ca/DocumentViewer/fr/39-1/HESA/reunion-22/temoignages

18. Comité sénatorial permanent des Affaires sociales, des sciences et de la technologie. (2016) *L'obésité au Canada. Une approche pansociétale pour un Canada en meilleure santé.*

19. Santé Canada. *Processus de révision du Guide alimentaire canadien.* https://www.canada.ca/fr/sante-canada/services/guides-alimentaires-canada/processus-revision.html (Page consultée le 18 mai 2017).

20. Scrinis G. et Monteiro C.A. Ultra-processed foods and the limits of product reformulation. *Public Health Nutrition* 2018; 21(1): 247-252

21. Moubarac J.-C. et Batal M. (2016) *Consommation d'aliments ultra-transformés et la qualité de l'alimentation chez les Québécois.*

22. Moubarac J.-C. , Batal M., Bortoletto Martins A.P. et coll. Processed and Ultra-Processed food products: Consumption trends in Canada from 1938 to 2011. *Canadian Journal of Dietetic Practice and Research* 2014; 75(1): 15-21

23. Moubarac J.-C-. (2017) Ultra-processed foods in Canada: consumption, impact on diet quality and policy implications.

24. Moubarac J.-C. et Batal M. (2016) *Consommation d'aliments ultra-transformés et la qualité de l'alimentation chez les Québécois.*

25. Pan American Health Organization. (2015) *Ultra-processed food and drink products in Latin America : Trends, impact on obesity, policy implications.* Washington, DC.

26. Moubarac J.-C-. (2017) Ultra-processed foods in Canada: consumption, impact on diet quality and policy implications.

27. Moubarac J.-C-. (2017) Ultra-processed foods in Canada: consumption, impact on diet quality and policy implications.

28. Moubarac J-C, Batal M., Louzada ML et coll. Consumption of ultra-processed foods predicts diet quality in Canada. *Appetite* 2017; 108: 512-520

29. Fardet A. Minimally processed foods are more satiating and less hyperglycemic than ultra-processed foods : a preliminary study with 98 ready-to-eat foods. *Food & Function* 2016; 7: 2338-2346

30. Monteiro C.A. , Moubarac J-C, Levy R.B. et coll. Household availability of ultra-processed foods and obesity in nineteen European countries. *Public Health Nutrition* 2018; 21(1): 18-26

31. Costa C.S. , Del-Ponte B., Assunçao M.C.F. et Santos I.S. Consumption of ultra-processed foods and body fat during childhood and adolescence : a systematic review. *Public Health Nutrition* 2018; 21(1): 148-159

32. Scrinis G. On the Ideology of Nutritionism. Gastronomica : *The journal of food and culture* 2008; 8(1): 39-48

33. *Eat for health : Australian Guide to Healthy Eating.* https://www. eatforhealth.gov.au/guidelines/ australian-guide-healthy-eating (Page consultée le 24 janvier 2018)

34. Swedish National Food Agency. (2015) Find Your Way to Eat Greener, Not Too Much and Be Active. http:// www.fao.org/3/a-az854e.pdf

35. Food and Agriculture Organization of the United Nations. Food-based dietary guidelines–*Uruguay*. http:// www.fao.org/nutrition/education/ food-based-dietary-guidelines/ regions/countries/uruguay/en/ (Page consultée le 25 janvier 2018).

36. Ministry of Health of Brazil. (2014) *Dietary Guidelines for the Brazilian Population.*

CHAPITRE 10
Qu'est-ce qu'on mange ?

1. Grosso G., Mistretta A., Merventano S. et coll. Beneficial Effects of the Mediterranean Diet on Metabolic Syndrome. *Current Pharmaceutical Design* 2014; 20(31): 5039-5044

2. Gotsis E., Anagnostis P. , Mariolis A. et coll. Health Benefits of the Mediterranean Diet: An Update of Research Over the Last 5 years. *Angiology* 2015; 66(4): 304-318

3. Davis C., Bryan J., Hodgson et Murphy K. Definition of the Mediterranean Diet: A Literature Review. *Nutrients* 2015; 7: 9139-9153

4. Liyanage T., Ninomiya T., Wang A. et coll. Effects of the Mediterranean Diet on Cardiovascular Outcomes– A Systematic Review and Meta- Analysis. *PLoS ONE* 2016; 11(8): e0159252

5. Schwingshackl L., Schwedhelm C., Galbete C. et Hoffmann G. Adherence to Mediterranean Diet and Risk of Cancer: An Updated Systematic Review and Meta-Analy- sis. *Nutrients* 2017; 9: 1063

6. Melina V., Craig W. et Levin S. Position of the academy of Nutrition and Dietetics: Vegetarian Diets. *J Acad Nutr Diet* 2016; 116(12): 1970-1980

Remerciements

Merci à Simon L'Archevêque. Tu contribues à embellir mes propos grâce à ton exceptionnel talent d'illustrateur (même si tu n'oses pas te décrire ainsi !). Je suis toujours épaté par les idées qui jaillissent de ton esprit quand tu lis mes textes. Je suis vraiment privilégié de partager mon quotidien avec toi depuis plus de 11 années, dans ma vie autant personnelle que professionnelle. Sans toi, *Le nutritionniste urbain* n'existerait pas.

Un merci spécial à Amélie Baillargeon, qui porte les chapeaux d'amie, de collègue, de nutritionniste, de réviseure et de maman de Clara. Je ne sais pas ce que je ferais sans toi.

Un gros merci à toutes celles et à tous ceux qui ont relu mon manuscrit, en entier ou en partie. Vos commentaires et vos encouragements m'ont permis de bonifier le contenu et m'ont donné un second souffle à la fin du marathon. Merci à Hélène Laurendeau, Catherine Lefebvre, Anne-Marie Morel, Sophie Geoffrion, Ariane Lafortune, Jean-Claude Moubarac et Dany Plouffe.

Merci à tous mes anciens collègues d'Extenso. Même si je n'ai plus le plaisir de partager mes repas avec vous, c'est autour de la table du dîner que l'idée de ce livre a commencé à germer.

Merci à mes amis et à ma famille qui ont vécu deux années où les seuls mots qui sortaient de ma bouche avaient un lien avec le livre, mais qui m'ont surtout aidé lors de mes crises existentielles et de mes moments de découragement.

Merci à Viviane Brousseau pour le petit cocon de solitude estivale où une grande partie du manuscrit a été réfléchie et rédigée.

Merci à mon éditeur Éric Fourlanty pour ta patience et ton calme dans mes moments d'angoisse. Merci à toute l'équipe des Éditions La Presse pour leur dévouement envers mes projets. C'est un plaisir de travailler avec vous.

Merci à tous ceux qui me lisent, m'écoutent, m'écrivent et me critiquent. Grâce à vous, je peux pratiquer un métier qui me passionne et qui m'amène à constamment me questionner et à tenter de trouver des réponses.

Et, surtout, merci à vous, qui tenez ce livre entre vos mains. C'est impossible de combattre, seul, la désinformation en nutrition. Et la *bullshit* ne disparaîtra probablement jamais. Mais plus nous serons nombreux à posséder des outils pour la détecter, plus nous rendrons la tâche difficile à ceux qui n'ont d'autre but que de nous faire avaler n'importe quoi.

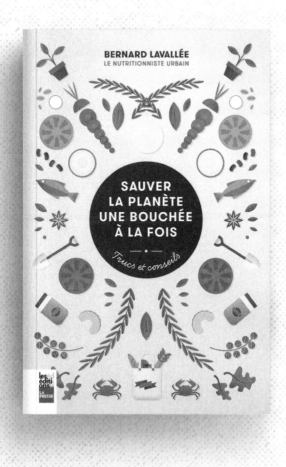

DU MÊME AUTEUR

Le best-seller *Sauver la planète une bouchée à la fois*
Les Éditions La Presse

Bernard Lavallée est l'auteur
du blogue *Le nutritionniste urbain*

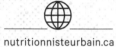
nutritionnisteurbain.ca

facebook.com/
nutritionnisteurbain

@nutritionnisteurbain
#nutritionnisteurbain

Pour suivre l'actualité des Éditions La Presse
facebook.com/les.editions.lapresse